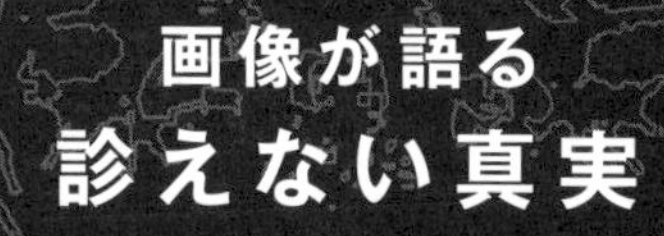

画像が語る
診えない真実

読影医の診断ノートから

佐藤俊彦 著

時事通信社

はじめに

画像だけが語れる真実がある

高性能のスマホが普及して、誰もが画像に親しむようになった。インターネット上にアップされる画像には、プロ顔負けのものも多い。そこで発揮されているのは、「撮る力」だろう。

一方、私に求められているのは、「読む力」、すなわち読影力だ。私は放射線科専門医であるが、同時に画像診断医でもある。来る日も来る日も、数千枚を超える画像とにらめっこをしている。

事故で大怪我を負った画像、不審死を遂げた人の画像、がんが隠れている画像、認知症の有無を知らせる画像……持ち込まれる画像は実にさまざまだ。そして、私が読影すべきポイントも多岐にわたる。

たとえば、交通事故に遭ってから性格が変わってしまったというケース。体の傷は治っても、脳に重い障害が残っていることが原因だったりする。その証拠は画像がしっかり示しているが、経験の少ない医師には読み取れない。

あるいは、つらい身体症状があるのに病院では「異常なし」と言われ、途方に暮れ訪ねてくる人もいる。一枚の画像では正常そのものでも、経年的に比較しながら見ていくと、命取りになるような異常が発見されることがある。

最近とくに多いのが、相続にまつわる案件だ。兄弟のうちの誰かに有利な遺言書が残されていたときに、その有効性をめぐって争いが起きる。そして、脳の画像を精査すると、その親には遺言書を書くだけの判断応力がなかったと結論づけられる。つまり、誰かが自分に有利になるように書かせたのである。

警察から、虐待の有無について相談を受けることもある。外見上はきれいなままの遺体も、画像を撮って見てみれば明らかな虐待の痕跡がわかる。かつて、不審死の原因究明には解剖が絶対であったが、今は画像診断を併用することでより精度が高まっている。

これらはすべて、画像技術のめざましい発展がなし得たことだ。

その要素は二種類あって、一つは撮影機材の進歩だ。スマホのカメラは、新しい機種が誕生するたびに機能が上がっている。それとレベルは違うが、画像診断機器の性能もまさに日進月歩である。

もう一つが、読影技術の進歩だ。私のような放射線科専門医は、日々研鑽を重ね、読影能力を磨いている。

放射線科専門医は、放射線を使ってがん治療を行う放射線治療医と、ＣＴやＭＲＩなどの画像を診断する放射線診断医に分かれている。読影を主に行う放射線科診断医は、患者さんのその後の治療方針を決定づけたり、事故などの裁判の行方を左右する重要な役割を担っている。しかし、画像は穴が空くほど見るものの、当の本人と会うことが少ないため、世間から認知されていない。

外科医のように派手なところもないからか、どうも正しい評価をされていない。

実際に、放射線科専門医はかなり不足しており、読影を行える医師となると、さらに心許ない。しかし、それは日本の将来にとって極めて深刻な問題だ。

完治を可能にする治療には、前もっての正しい画像診断が欠かせない。

犯罪を立件するためにも、冤罪を防ぐためにも、画像診断は重要な意味を持つ。

そこに関わる放射線科専門医を、もっと増やさねばならない。

本書では、画像読影の意義を理解してもらうべく、私が扱った事例を、ごく一部ではあるが画像付きで紹介していく。

ただし、画像そのものを解説することが目的ではないので、掲載している画像の鮮明度は現物にかなり劣る。

とくに、本来はカラーで写し出されるPETの画像をモノクロで示していることをお断りしておく。また、MRIやCTの画像（水平断面）は、足の裏の側から頭のほうを見ているイメージなので、左右が逆に見えている。

プライバシー保護のため、登場人物のバックグラウンドなどについては変えてあるが、起きていることはすべて真実である。

目次

画像は語れど医療は動かず

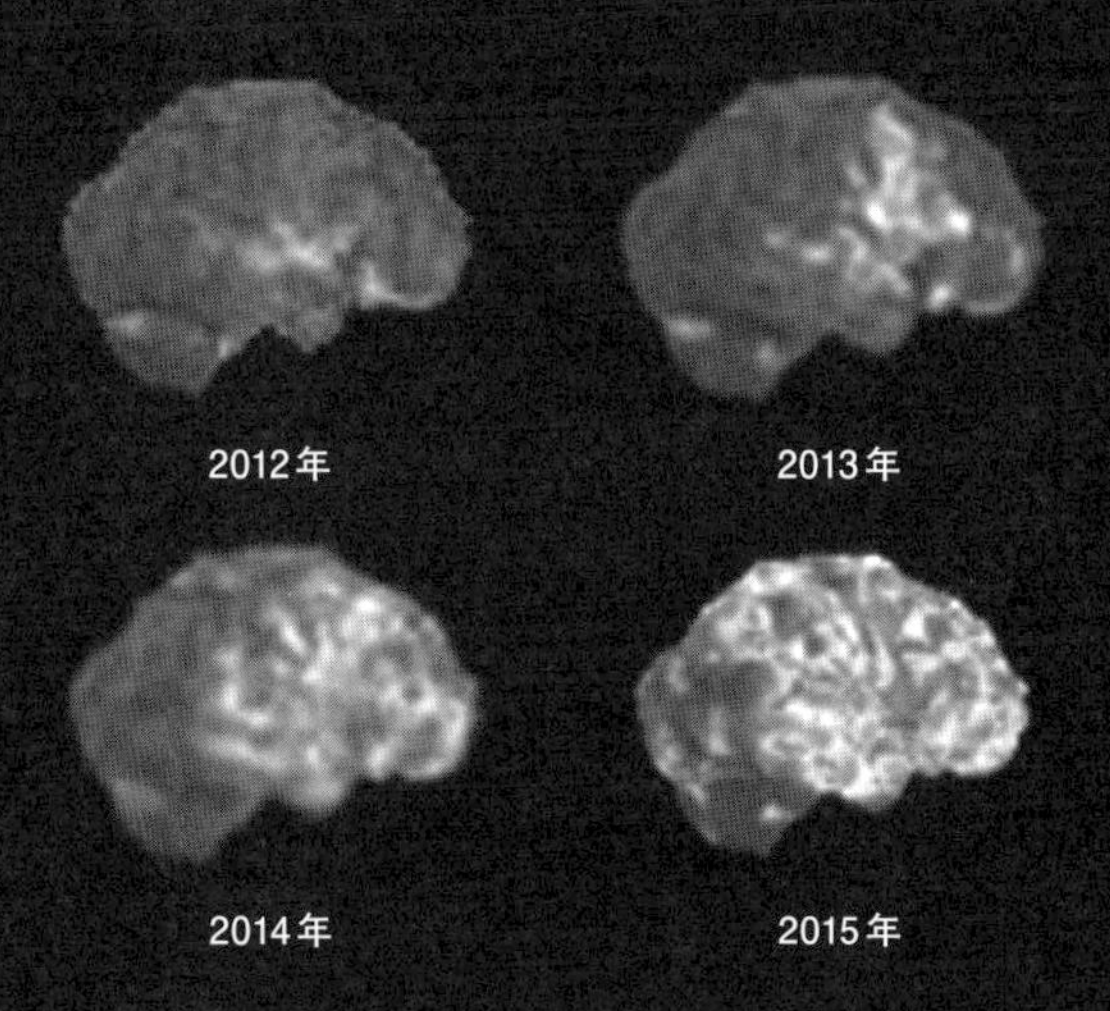

PETの画像。2012年は側頭葉に薬剤の低下（代謝が低下していることを意味する）。この時点までは通常の生活は可能。2013年にはろれつが回りにくい自覚症状があり画像では前年と比較し集積低下が認められる。2014年の画像では側頭葉の薬剤低下が目立ち始める。2015年には前年より悪化、認知障害が進行している。

「認知症は検査している」の誤解

「認知症にだけはなりたくない」

こんな声をよく聞く。がんにもかかりたくはないが、それ以上に認知症は嫌だと多くの人が思っているようだ。たしかに、自分で自分をコントロールできなくなるのは、人間として耐えがたいことだろう。ましてや、子どもたちにそんな姿を見せ、世話になるのを願っている親などいない。

そのためか、「脳ドック」の需要が増えている。そこでは、たいていMRI（磁気共鳴画像）による検査が行われる。これで異常が指摘されなければ、「認知症も始まっていない」と安心している人もいるはずだ。しかし、それは甘いのだ。

MRIによって予防レベルで発見できるのは、主に、脳梗塞や脳出血といった脳血管障害だ。認知症の早期発見には、MRIはまったく役に立たない。

実は、まだ認知症ではない段階の「軽度認知障害」というものがある。軽度認知障害は、MCI（Mild Cognitive Impairment）と呼ばれる。MRIと語感が似ていて混乱するかも知れないが、注意深く読み分けて欲しい。

このMCIの段階で見つけ、医療が早期介入すれば、一三パーセントは元に戻ることがわかっている。一方、MCIをそのまま放置すれば、五年後には四〇パーセントの人が末期の認知症になる。

となれば、多くの人が期待するのは、MCIで見つけ治療に入ることだろう。しかし、それは二つの理由からほとんど叶わない。

一つ目の理由として、一般的な医療現場でMCIを見つけることはまずない。「物忘れ外来」に行けば見つけてもらえるなどと考えてはいけない。

認知症を調べるために使われる脳の撮影法には、PET、SPECT、MRIがある。PETは脳の糖代謝を、SPECTは脳の血流を、MRIは脳の形態を見る検査である。

脳は、唯一ブドウ糖を栄養源に動いており、不具合があれば、まず糖代謝に異常が現れる。最初に糖代謝が落ちて、次に血流が悪くなり、最後に脳の萎縮がくる。つまり、MRIで見つけられる認知症は、脳の萎縮が起きるほど末期のものなのだ。

MRIにVSRADというボリューム解析を加えてみても、脳の萎縮が始まってからでないとチェックできない。要するに、MRIでMCIを見つけることは無理で、認知症の早期発見を望んでいるならＰＥＴで調べるしかない。

ところが、ＰＥＴでＭＣＩが見つかったとしても、なかなか治療につながらない。そこには、歯痒いばかりの二つ目の理由があるからだ。

画像は「変化」を見ることが大事

冒頭の四枚の画像は、七〇代の男性A氏の脳をＰＥＴで撮影したものだ。A氏は裕福な会社経営者で、がんの検査と併せ、毎年、脳のＰＥＴを受けていた。

こうした画像は、過去のものと比較しながら読影することが非常に大事だ。単純に、そこには異常が見られなくとも、過去のものと照らし合わせて変化があったなら注意しなければならない。

画像で白くなっている部分に注目して欲しい。そこでは、ブドウ糖がうまく代謝できなくなっている。つまり、認知症の予兆を掴む重要なサインである。

二〇一二年の段階で、私としては少し気になる変化があった。ただ、一般的には問題視されない小さな変化である。本人も周囲もなんら問題を感じておらず、生活も普通にできているため、注意深く翌年の結果を待つこととした。

はたして二〇一三年、糖代謝が落ちている範囲に少し広がりが見られるようになった。ろれつが回りにくく、会話がしづらい感覚もあるという。これは明らかにMCIであると判断した私は、PET画像などの資料を添付した診療情報提供書とともに、ある大学病院の神経内科にA氏を紹介した。

私は放射線の専門医として、読影技術についてはトップクラスにいると自負している。しかし、認知症の治療となれば神経内科の医師に任せるのが最良の道のはずだ。このときの私は、「これで一人、大切な患者さんを認知症から救い出せるだろう」と安堵していた。ところが、そうはいかなかった。

二〇一三年のPET画像には、はっきりとMCIの兆候がある。にもかかわらず、神経内科では認知症とは診断せず、なんら治療は行われなかったのだ。

その事情については後述するとして、もう一度、画像を見比べて欲しい。

二〇一四年には、さらに糖代謝に問題がある範囲が広がり、とくに側頭葉で顕著である。

認知症は大きく分けて、アルツハイマー型認知症、脳血管性認知症、前頭側頭型認知症、男性に多いレビー小体型認知症の四つがある。アルツハイマー型認知症と脳血管性認知症は記憶障害が早くから出るのに対し、前頭側頭型認知症とレビー小体型認知症は記憶が保たれやすい。

また、脳のどの部分が障害されるかで、現れる症状は違う。

前頭葉が障害されると、理性的な思考ができなくなり、感情のコントロールも効かなくなる。いわゆる「キレる老人」になってしまう。

連合野は空間把握を司っているので、障害されれば位置などがわからなくなる。

側頭葉がやられれば、昔の記憶がわからなくなる。

海馬なら、最近の記憶もわからなくなる。ついさっきのこともすっかり忘れてしまうので、周囲からも気づかれやすい。

後頭葉はレビー小体型認知症で損なわれがちで、幻視に襲われたりする。

変わらずに毎年の検査を受けに来てくれるA氏だったが、二〇一四年の画像を見て、私はひどく重苦しい気持ちに襲われた。A氏は、前頭側頭型認知症が進行していると確信したからだ。

わかっているのに放置されてしまう認知症

せっかくMCIの段階で神経内科に紹介したのに、認知症と診断されずに放置されたため、A氏の症状は進んでしまった。

二〇一四年には、経営する会社の従業員に対しパワハラやセクハラといった問題行動をとるようになり、困った家族が精神科の医師に相談している。

二〇一五年の画像は、もはや絶望的である。誰が見ても、糖代謝に問題のある範囲が広がっているのがわかるだろう。

PET画像が、ここまで明確に認知症の悪化を知らせるようになって、やっとMRIにおいても脳の萎縮が認められる。それによってようやく、A氏は臨床現場で認知症と診断された。正式に認知症の患者さんとなったわけだ。しかし、脳が萎縮してからでは遅いのだ。

かつては、会社経営者としてバリバリ仕事をこなしていたA氏は、もはや自分のことさえ理解できなくなってしまった。ガソリンスタンドで給油するという行為はできるのに、自宅がどこだかわからない。そのため、車で出かけては家に戻れず、一晩中寝ずに運転を続けるといったことが何度もあった。途中で保護されることも、事故を起こして警察の世話になることもあった。

ところで、「なぜ家にも帰れなくなるほど認知症が進んでいたのに、ガソリンスタンドでの給油はできたのか」と疑問に思うかも知れない。

前頭側頭型認知症だったA氏の場合、前頭葉や側頭葉が障害されることで、パワハラやセクハラを起こしたり、家がわからなくなったりした。しかし、海馬は最後まで機能していたので、給油をするという目の前の行為はできたのだ。

それもあって、よけいに診断が遅れたのかも知れない。

医療制度が抱える矛盾と大問題

A氏は、最後には食事と排泄物の違いもわからなくなり、二〇一五年の暮れに亡くなった。まだ七〇代、私が神経内科に紹介して、わずか二年後のことであった。

二〇一三年の時点では間違いなくMCIであり、医療が適切な介入を行えば元に戻る可能性もあった。しかし、実際にはそうした選択肢はA氏には与えられなかった。

認知症の進行を画像は余すところなく捉えていたが、臨床現場ははるか後方を歩んでいたと言える。これは、日本の医療制度が抱える大変な問題である。

A氏もそうであったように、MCIの段階では、自分のことは自分でできる。ゆえに、日本の医療制度では「病気ではない」という扱いになり、専門医といえど保険診療で診ることができない。自分のことが自分でできなくなって、初めて認知症と診断されケアも受けられるのだ。

また、脳のPETも保険診療では撮れないので、臨床の現場ではほとんど使われていない。だから、専門医も脳のPET画像に慣れておらず、そもそも正しく読影できない。

A氏についても、まさしくこうした不幸が重なったわけだ。

臨床現場における専門医の仕事は、認知症を診断することだ。MRIに写るような脳の萎縮が見られたときに、彼らはその判断を下す。専門医にとってMCIは、まだ認知症になっていない健常者である。

もちろん、私に言わせれば健常者のはずはなく、むしろ、一番見逃してはならないところにいる人たちだ。治らなくなってから介入してくるのが今の医療制度だが、MCIの段階で介入することこそ必要だと私は考えている。

とくに、七五歳くらいからアルツハイマー病が急増することを考えると、六五～七五歳がMCIの段階で見つけるチャンスだと言えるだろう。

今、高齢者の刑法犯が増えている。ストーカー、隣人トラブル、暴行、万引きなどの検挙人員数そのものは、ここ二〇年ほど下がり続けているのに、そこに占める高齢者の比率は右肩上がりで増加している。すでに、刑法犯の二〇パーセント以上は高齢者によるものなのだ。

そのどれくらいに「認識」があるのだろうか。たとえ、認知症が原因で本人に悪意はないとしても、被害者からすれば許せるものではない。

これからさらに高齢化は進行し、三六〇〇万人を超える高齢者を日本社会は抱えることになる。認識なき犯罪がどれだけ増えていくかを考えると恐ろしい。

一人でも多くの人について、MCIの段階で発見し早くから介入していくことが、日本社会にとっても、個々人の幸福のためにも、喫緊の課題となっている。

出血が先か転倒が先か

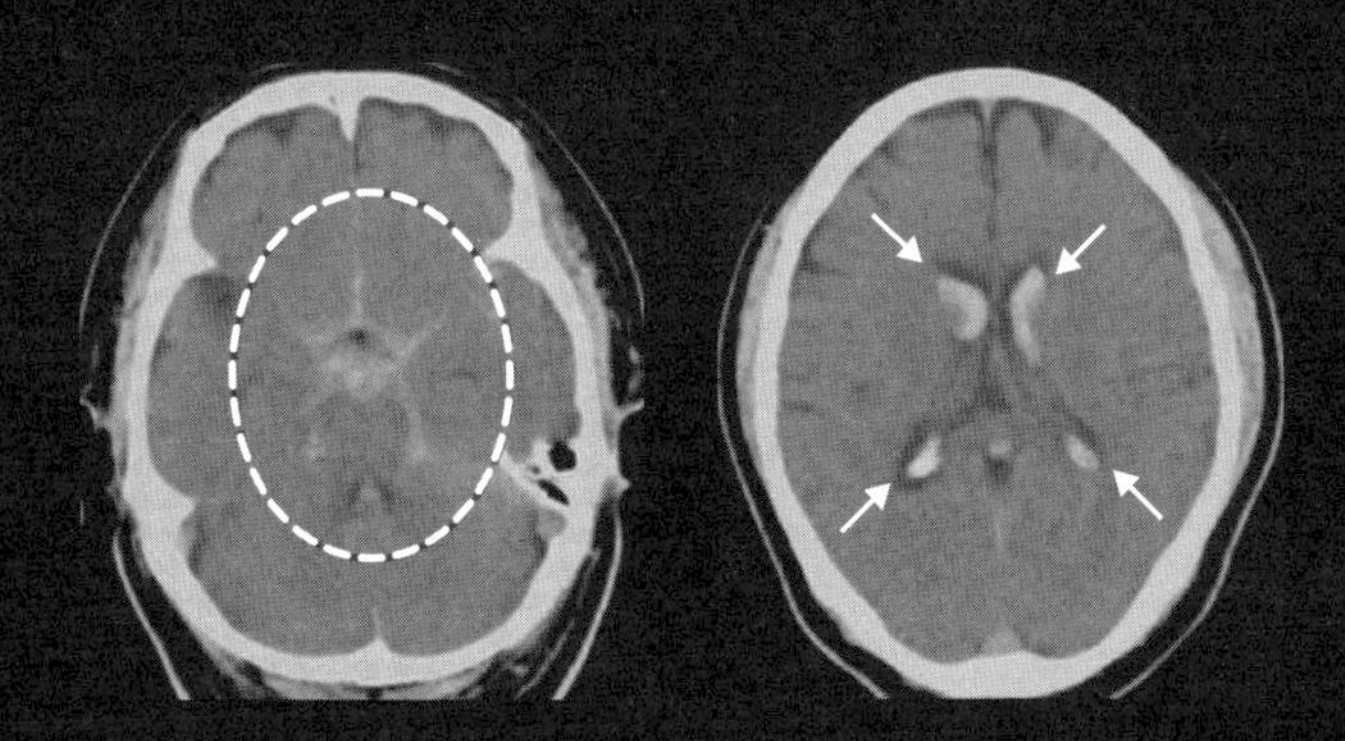

左右ともＣＴの画像。右が脳の中央部、左が脳の下部。両側側脳室内に血腫、大脳槽に血腫を認める。典型的なくも膜下出血の所見で、くも膜下出血が起こり、転倒したものと思われる。

遺族の気持ち、保険会社の気持ち

ある七〇代の女性から、弁護士経由で私のところに依頼があった。夫B氏の死因について意見が欲しいというのである。

それまで、とくに大きな病気をしたこともないB氏が、自宅で突然に転倒。廊下のほうで大きな音がしたために、女性が驚いて駆けつけるとB氏が倒れていた。頭を打ったのか苦悶の表情を浮かべ、呼びかけてもはっきりした返答は得られなかった。

救急車で搬送された病院では、脳のCT撮影が行われた。明らかな脳出血が認められ、それを見た医師は、転倒による頭部打撲が原因と判断した。

すでにB氏の意識レベルは低く、その数日後に病院で亡くなった。

突然のことで呆然としていた女性も、葬儀を終えればいろいろ現実的な手続きに追われる。その一つが生命保険会社とのやりとりだった。

B氏は、妻を受取人として死亡時に一億円が支払われる保険に加入していた。そこには、さらに一億円の「事故特約」が付加されていた。

Ｂ氏のケースは、転倒という事故が原因であるため、妻には計二億円の保険金が支払われるはずだ。運ばれた病院で、医師も「外傷性脳出血」が死亡原因だとする書類を書いたから、妻はそれにしたがって保険金請求をした。

ところが、保険会社が異を唱えた。本当に転倒したことが死につながったのか、疑わしいというのだ。

事故特約が付けば二億円、付かなければ一億円。女性にとっても保険会社にとってもその差は大きい。

しかし、彼女が私のところへ依頼に来たのは、もはや金額の問題ではなかった。転倒が原因でないなら、いったい夫はどうして突然に亡くならねばならなかったのか、はっきり知りたいという気持ちが強かったようだ。

もちろん、自分があたかも虚偽の申請をしているかのような対応がなされていることも耐えがたかったに違いない。

くも膜下出血の痕跡あり

さて、Ｂ氏本人はすでに亡くなっているので、救急搬送直後に撮影された当時の画像から判断するしかない。

右のＣＴ画像では、脳室に白く写った出血痕が見られる。すなわち、なんらかの理由で脳内に急性期の出血があったことは間違いない。

さらに左の画像は、脳底槽という脳の低い場所（くも膜下腔）を写したものである。五角形の星型に白い部分が広がっているのがわかるだろう。これはペンタゴン脳槽と呼ばれ、ここに出血が溜まるのは、くも膜下出血の典型的な所見だ。

このことから、Ｂ氏にはくも膜下出血が起きていたと考えられる。

では、それは外傷性のものなのか、それとも内因性のものなのか。

画像を見ると、頭蓋骨（外側を囲むような白い部分）はきれいなままで、骨折やたんこぶなど脳内出血を起こすような外傷性の変化は見られない。

また、脳挫傷では、ぶつけた部位の反対側にも損傷が見られる「反衝損傷」があってもいいはずだが、そうした形跡もない。

こうしたことから、外傷性の脳損傷が原因の脳内出血ではなく、内因性のくも膜下出血によってB氏は命を落としたものと私は結論づけた。

案外多い内因性発作後の事故死

くも膜下出血が起きると、すさまじい頭痛に襲われる。「バットで殴られたような」とか、「これまで経験したことがない」などと表現する人もいる。

B氏の身にも、突然そうした頭痛が出現し、とても立っていられず、その場に倒れてしまったのだと思われる。つまり、B氏の場合、倒れて頭を打ったから脳内出血が起きたのではなく、くも膜下出血が起きて倒れてしまったということだ。

こうしたケースは結構多く、車の運転中にくも膜下出血を起こして意識を失い、そのまま他の車とぶつかったり歩道に突っ込んだりすることもある。お客を乗せたタクシーやバスの運転手であれば、さらに被害は大きくなる。

そのときに、事故が原因で脳内出血を起こしたか、先に内因性の脳内出血があって事故につながったのかは、しっかり見極めなければならない。事故原因の究明はもちろん、賠償や保険というシビアな問題が待っているのだ。

Ｂ氏については、私の鑑定により、保険会社が主張したように事故特約は付かない形となったが、依頼者は気持ちの整理ができたようだった。

見逃された救命のチャンス

しかしながら、このケースでは、非常に大事な問題が見逃されている。そもそも、Ｂ氏は救命できたのではないかということだ。

くも膜下出血が起きる原因としては、動脈瘤や血管奇形が多い。瘤になったりおかしな形をしている血管部位が突然に破れて出血するのだが、ただのＣＴ撮影では「どこが破れているか」はわからない。だから、私にも、もはやそれは判断できない。

基本的に、救急外来にくも膜下出血を疑う患者が運ばれてきたときには、頭部造影ＣＴ検査あるいは血管造影を実施する。それによって破れた部位が確定できれば、そこをクリップで止めるなどの治療を施すことができる。

しかし、この病院では、端から外傷性の脳出血と決め込み、くも膜下出血の可能性からB氏を助ける試みはなされていない。

くも膜下出血を起こした患者のうち、三分の一はきれいに治り、三分の一に後遺症が残り、三分の一は命を落とすと言われている。決して楽観できる数字ではないが、少なくともB氏が死なないで済む確率は、それなりに高かったはずだ。

このように、最初に運ばれた病院によって患者の運命が決まることが多い。

最初から病名がわかって入院している患者と違って、事故や急病で救急外来に運ばれてくる人の場合、どこになにが起きているかすぐには把握できない。骨折などは見た目でわかっても、脳や内臓の異常は体の表面に現れない。

遠隔画像診断への期待

そこで、なんらかの画像を撮って次の処置を決めることになる。

そのときに、担当の医師にどこまで画像を正しく読み解く力があるかは極めて重要な問題である。

幸いなことに、今はパソコンで画像のやりとりが簡単にできる。経験を積んだ医師が、二四時間、世界中のどこから送られてきた画像でも読影できるようになれば、もっと多くの命が救えるだろう。

実際に、私はそれをやろうと動き始めているところだ。

湯船に浮いた死体

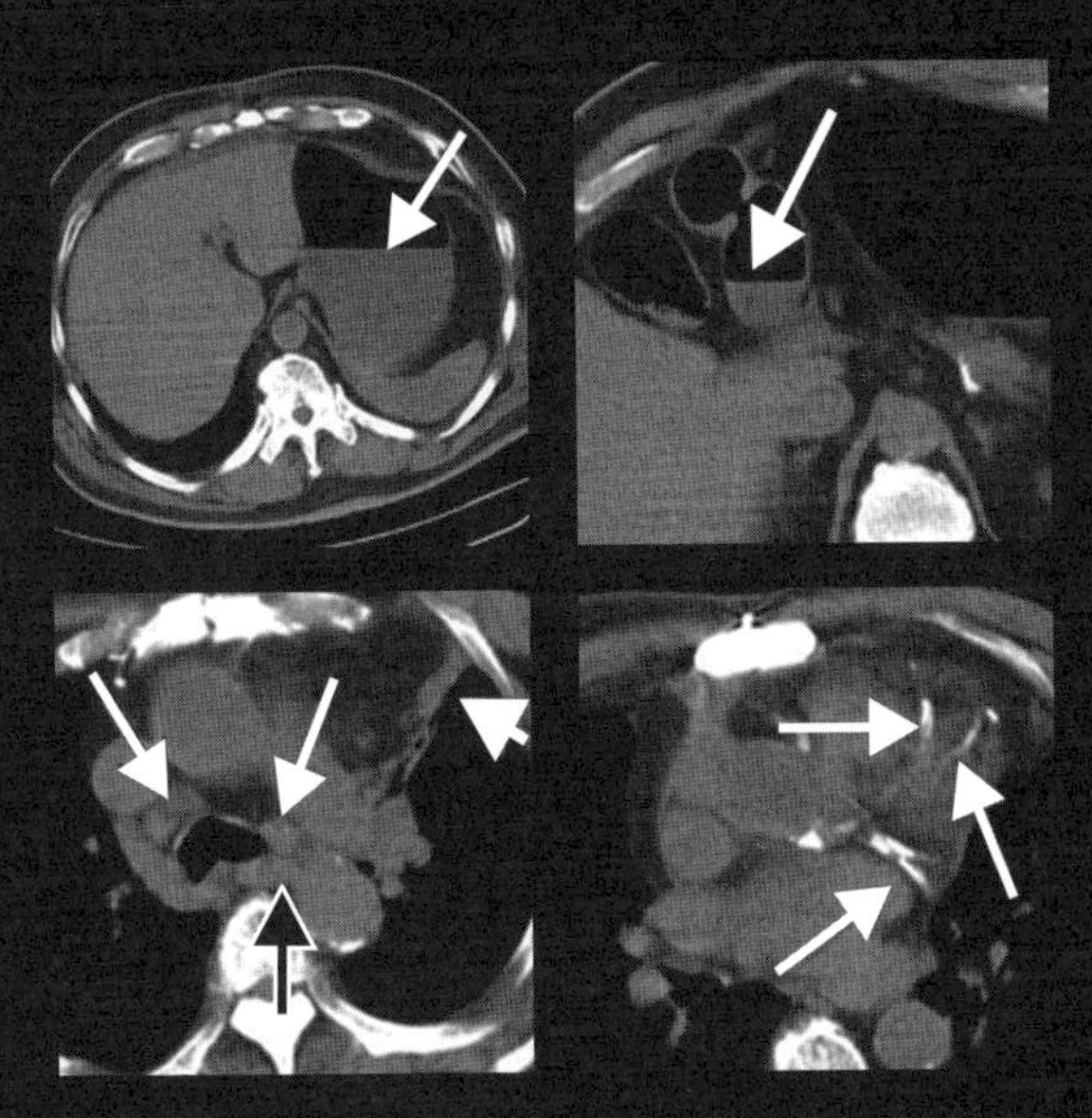

いずれもＣＴの画像。上の画像で水平に写っているのは水だが、胃液でもこの程度は存在することがあり、大量の水を飲んだ所見とはいえない。小腸にはほとんど水はないようであり、気管内にも水を含んだ所見を認めない。下の画像では胸骨に金属があり、切除術後の所見を認める。冠動脈の著明な石灰化を認め、三枝病変の存在が疑われる。

大人が風呂で溺死？

夫婦で温泉旅行に行けば、男湯と女湯に分かれて入ることになる。女性は時間をかけて肌の手入れをしたりするから、たいてい男性よりも長風呂だ。一緒に部屋を出て大浴場へ向かえば、夫が妻より先に部屋に戻っていることが多いだろう。

ところが、その日のC夫妻はそうではなかった。妻が部屋に戻ってみると夫の姿が見えない。それでも、空いている時間帯だからのんびり過ごしているのだろうと、気にもとめなかった。

そのうち、部屋の電話が鳴って、夫の異変を知らされた。大浴場の湯船に浮かんでいるところを、後から来た客が発見したのだという。C氏はすぐに病院に搬送されたが、死亡が確認された。

C氏の死亡は「外因死」として扱われた。外因死とは、病気が原因ではない死亡のことだ。自殺、他殺、事故、自然災害、中毒など病気以外のあらゆる死亡を含み、とくに事故や他殺などの外傷による死亡を指すことが多い。いずれにしても、警察署への届け出が義務づけられている。

C氏の場合も警察が呼ばれ、その段階では「溺死」と判断された。

とはいえ、荒れた海や川ではない。足が届かない深さがあるわけでもない。どうして溺死に至ったのかという疑問が残る。

さらに、現場に駆けつけた救急隊員が蘇生処置を行ったときに、溺死にしては吐水があまりなかったという証言があり、私のところへ鑑定依頼が来た。

C氏の死後、何枚かのCT画像が撮影されており、そこから正しい原因を探って欲しいというのだ。

溺死ではないと思える数々の痕跡

まず、溺死では大量の水を飲むので、死体の胃や肺、気管には水が溜まっているはずだ。ところが、そうした特徴が見られない。

胃の画像の黒い部分はガスで、水平に写っているのが水である。胃液だけでもこのくらいの水が溜まることはよくあり、大量の水を飲み込んだとはとても思えない。むしろガスがたくさん溜まっている印象を受ける。

人工呼吸で空気が送り込まれると胃にも入るから、それでガスが溜まり、飲んだ水が押し出されてしまったのかと考えることもできる。その場合、押し出された水が口から吐き出されるか、あるいは腸に送られるかするはずだ。しかし、救急隊員は「吐水は少なかった」と述べているし、腸の画像にも水が取り込まれている様子はない。

また、肺や気管にも水は溜まっていない。

この段階で、溺死というのは相当に疑わしくなってきた。

次々と読み取れる病死の可能性

一方で、胸部のＣＴ画像から、いくつかの大きなヒントを得ることができる。

まず、冠動脈の石灰化がひどく進行している。

冠動脈には、右冠動脈と左冠動脈があり、左冠動脈は左前下行枝、左回旋枝に分かれる。この、右冠動脈、左前下行枝、左回旋枝の三つのうち、どれか一つでも詰まってしまえば、周囲の心筋に酸素が届かず壊死してしまう。その結果、「焼け火箸で胸をかき回されるような」「心臓を掴み潰されるような」などと表現される心筋梗塞の発作に襲われる。苦しいだけでなく、命に直結する状態だ。

だから、詰まってしまう前に発見し、狭窄の度合いによって障害されている血管にステントを留置するなどの予防処置をとることが重要になる。

C氏の画像は、右冠動脈、左前下行枝、左回旋枝すべてに硬化が見られる「三枝病変」の存在を示している。三枝病変は、冠動脈硬化症が末期まで進行したもので、C氏の状態はすでにかなり深刻なものだったと言える。

それを証拠づける画像もあった。C氏の胸骨には正中切開の跡であろう胸骨を固定するためのワイヤーが写っていた。明らかに、胸を開いて手術した痕跡である。

おそらくC氏の冠動脈は、バイパス手術後しばらく経過しており、すでにステント設置などカテーテル下での処置では追いつかぬほど、悪化した状態であったと予想される。

入浴時の病死は多い

私も含め、日本人は温泉好きだ。しかし、入浴時の死亡率は思いのほか高い。高齢者に限って見ると、入浴時の死亡数は、交通事故の二倍である。その多くが、脳卒中や心筋梗塞など虚血性疾患の発作を起こしたり、急激な血圧の変動で意識が混濁し湯船から出られずに溺死するというものだ。

C氏はもともと、心臓に爆弾を抱えていた。そこへ持ってきて、脱衣所で温度変化に晒されたり、熱い湯に浸かったりすれば、血圧も激しく変動する。ただでさえ狭窄していた冠動脈に、血栓が詰まってもなんら不思議ではない。

C氏の場合、まず心筋梗塞の発作を起こして死に至り、その後、湯船に浮いてしまったのだと思われる。すでに呼吸はしていないのだから、水を飲み込むことはなかったというのが医学的に合理性が高い。

一方、もしなにか変調を来して体の自由がきかず、湯の中で起き上がれずもがいていたとするなら、水を飲んでしまった形跡が残るはずだ。そうした場合、直接の死因としては溺死となることもあるだろう。

病死が先か、溺死が先か。亡くなってしまったという事実を前にして、それはどちらでもたいした問題ではないと思うかも知れない。しかし、保険金の支払いなどが絡んでくるから、おろそかにはできないのだ。

死亡時画像診断という新しい流れ

Ｃ氏は、湯船に浮いている状態で発見された。その死体だけを見ても、病死か溺死かの区別はつかない。だからこそ、警察は溺死と判断したのだ。

しかし、画像は表面には出てこないものを教えてくれる。

死体を見ても明確な評価ができない外因死の場合、病理解剖が行われる。以前は、病理解剖は絶対と考えられていたが、今は意識が変わっている。

解剖することは、ご遺体にメスを入れるということなので、組織は挫滅してしまう。つまり貴重な証拠を失ってしまうこともある。解剖の前に死亡時画像診断で情報を保全することが死因究明の精度を高めるといえる。

たとえば、死因につながる腹水の貯留があったとしても、解剖で大きくお腹を切ってしまうとそれは流れ出てしまう。ほかの体液とも混ざってしまうし、その量について正確な把握は難しい。

そこで、今は解剖の前に死体の画像を撮影しておくことが多い。前もって画像を見てポイントを予習しておけば、そこを丁寧に残しながら切っていくことができる。

それによって、その人の死の原因により迫っていくことが可能になるのだ。

刺さったのか
自分で刺したのか

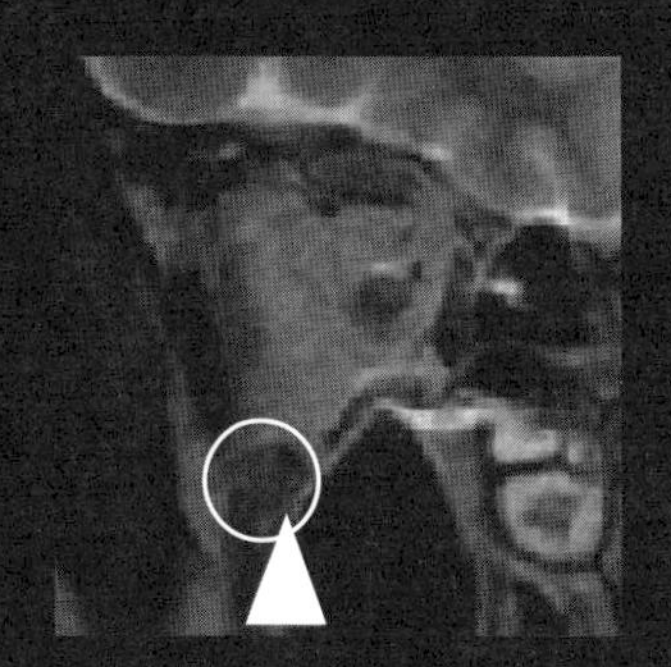
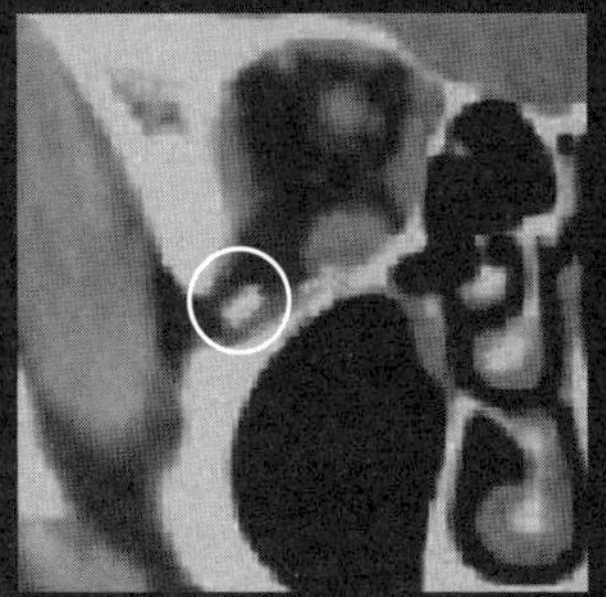

右：CT、左：がMRIの画像。右眼窩内に異物が認められる。箸の先端部分と形状が一致している。故意に刺したとして、先端だけを残すのは不可能である。よって転倒によりテコの原理で折れたものと判断した。箸（木製のもの）はCTでは白く、MRIでは黒く写る。

割り箸が右目を直撃

楽しい海外旅行も最終日となったその日、二〇代の男性D氏は、宿泊先のホテルの部屋で荷造りに追われていた。

気楽な一人旅ではあったが、家族や友人へのお土産が増えたため、うまく詰めないとスーツケースに入りきらない。海辺で活躍したシートを床に広げ、ほぼすべての荷物をそこに並べてみた。

空腹を感じていたので、荷造りを途中でストップし、とりあえずカップ麺で簡単な食事を摂ることにした。

部屋に用意されていたポットで湯を沸かし、カップ麺に注ぎ、箸も一緒に持って移動しようとしたとき、敷いていたシートに足が滑り、前向きに転倒した。

倒れ込もうとしているシートの上には、大量の荷物が並んでいる。そこには服だけではなく、ぶつかったら痛そうな固いものもある。さらに、自分は熱湯を注いだカップ麺を持っている。そうした危機的状況にあって、瞬時に身をかばおうとしたD氏は、両肘を床についた。

そのとき、右手に持っていた箸を自分の右眼窩の下部に刺してしまった。その箸は中ほどで折れ、約半分は床に転がり、残りの半分は刺さったままだった。

幸いにも、視神経や眼球を動かす重要な筋肉を傷つけなかったために、結果的にD氏になんら障害は残らなかったが、その瞬間はテコの原理で箸に押された眼球が飛び出たはずだ。飛び出ても筋肉でつながっているから切れなかっただけで、D氏がどれほど動揺したか想像に難くない。

なんとかフロントに連絡を取って、現地の病院に救急搬送され、応急処置が施された。刺さった部分の箸はそこで抜かれたが、どうもすっきりしない。もっと細いはずの箸の先端部分が見つからないのだ。

実際には、一八ミリほどの先端部分が体内に残っていたのだが、場所が良かったために特段の問題は起きず、D氏はそのまま帰国した。

自作自演を疑われる

D氏は帰国してすぐに病院に駆け込み、そこでCTやMRIの撮影を行っている。なにかが眼窩にあるようだが、それが箸の先端部分であるかどうかは、そこでは判断がつかなかったようだ。

D氏の視力は守られたとはいえ、現地で医者にかかっているし、怪我を負ったのは事実である。出発前に加入していた海外旅行保険で保険金が支払われて当然のケースであり、D氏もそれを請求した。証拠として、病院で撮影した画像も添付している。

ところが、保険会社から異論が唱えられた。保険会社は、提出されたCT画像の陰影に気泡状のものが写っていることから、D氏が自分で麻酔を打ち、自らの目に箸を刺したという自作自演を疑ったのだ。

最近は、自分で自分を傷つけ、海外で被害に遭ったと嘘の申告をする過激な保険金詐欺が増えているらしい。保険会社は警戒を強めており、D氏にもそうした疑いがかけられたわけである。

この事故は密室内で発生しており、目撃者はいない。どちらも主張を曲げず、最終的に裁判に持ち込まれた。そこで、この事故が偶然のものか故意によるものかを鑑定する依頼が私のところに来たのだ。

私に与えられた主な材料は、ＣＴとＭＲＩの画像と、箸に関する資料だった。

体内に残った動かぬ証拠

一膳の箸の、一本はそのままホテルの部屋に落ちており、長さは二二五ミリであった。これが、この箸の全長である。

もう一本について、同じく部屋に落ちていた折れた部分は九〇ミリであった。となれば、あと一三五ミリ残っていないと計算が合わない。しかし、現地の病院に保管されているものは一一七ミリで、あと一八ミリ足りない。

ここで、CT画像をよく見てみると、右眼窩下壁の外直筋と下直筋に接したスペースに、わずかに「異物」を示唆するものが写っている。そして、その異物らしきものは直径三ミリ、長さ一八ミリほどである。

加えてMRIの画像をチェックすると、その異物らしきものの素材がわかってきた。MRIでは、木のような繊維性組織は黒く写る。

つまり、D氏の右眼窩に残っている物質は、大きさからも素材からも、行方不明になっている箸の先端部分と考えて矛盾がない。

では、箸の先端部分を眼窩に残すような刺し方を、D氏は自作自演できただろうか。私の鑑定では、NOである。

この事故については、「転倒して肘をついたときに床にぶつかった箸が、眼窩骨という骨を支点にしてテコの原理で眼球を外側に押し出し、眼窩骨膜や強膜外隙などに沿って視神経近くの眼球後壁に刺さった」と考えるのが合理的であり、故意に眼窩と眼球の接する部位に箸を滑り込ませるというのは無理がある。

刺さったものは抜いてはいけない

この裁判ではD氏の主張が認められ、保険会社の訴えを退けることができたが、もし箸が折れていなかったらどうだろうか。

刺さったが折れずに抜けたとしても、大変に危険な事故であったことは間違いない。刺しどころによっては失明したかも知れない。それでも、保険会社から自作自演を疑われたときに、物的証拠がないために事故だと証明するのはなかなか難しい。

だから、どこになにが刺さったとしても、抜かずに病院に行くことをすすめる。そして、その状況を画像に残しておくことが大事だ。

これは、受傷原因を保持して保険会社に勝利するためでもあるが、なによりあなたの命のためだ。

たとえば、刺さった包丁を抜けば、そのときに周囲の血管を切ってしまう。よりダメージが大きくなるので、刺さったそのままで受診することが救命に直結する。

また、医師が正しく状況を把握するためにも、「現状保持」は必要だ。包丁が刺さったままなら、それがどこまで達しているか一目でわかるが、抜いてしまうと過小評価されるおそれがある。

不幸な事件をなくせ

過去において、「杏林大学割り箸死事件」と呼ばれる不幸な案件があった。

一九九七年七月の土曜日、母親と兄と一緒に盆踊りに来ていた四歳の男児が、綿菓子の割り箸を咥えた状態でうつ伏せに転倒した。割り箸が喉に刺さるも、男児は自力でそれを引き抜いた。

事故直後、男児には軽度の意識障害があったものの、救急車が到着したときには意識鮮明であった。

搬送された杏林大学医学部付属病院では、救急救命医や耳鼻咽喉科医の診断を受けたが、喉の裂傷は小さく出血も止まっていたため、抗生物質などを投与され帰された。

しかし、実は割り箸は脳幹部まで達しており、男児はその後、容態が急変し、再び同病院に搬送されるも死亡した。

司法解剖が行われ、そのとき初めて頭蓋内に七・六センチもの割り箸片が残っていることが確認されたのだ。

このときの病院の対応については、すでに司法判断が下っている。刑事裁判でも民事裁判でも、病院が責任を問われることはなかった。

しかし、たとえ裁判結果が逆であろうと、失われた命は帰らない。

事故直後、もし、男児が割り箸を抜かなければ、診察した医師は、それがかなり奥まで入っていると理解したことだろう。喉の裂傷に留まらず、脳を損傷している可能性についても、もっと慎重に検討したのではないかと思う。

もっとも、男児がとっさに自ら割り箸を抜いたのは、幼いながらに精一杯、自分の体を守ろうとした結果だとも言える。「どうしたら良かったのか」について、正しい答えを出すのは難しい。

ただ、一つ言えるのは、外から見た判断だけに頼ってはならないということだ。画像を通して見える世界もあるから、医療現場はそうした最新技術を、もっともっと活用していくべきだろう。

つくられた後遺症

交通事故の後遺症診断では頚髄損傷の有無が争われることが多い。同じ患者さんで、ＭＲＩの横断像のスライス厚を５ｍｍにすると頚髄内に高信号病変が出現し、スライス厚を３ｍｍと薄くすると消失していることがわかる。これをパーシャルボリューム効果といい、撮影条件まで加味して読影する必要がある。

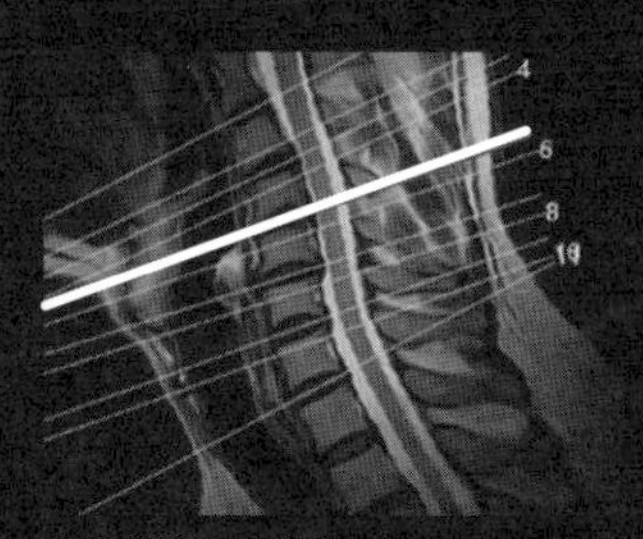

上の太線が撮影面

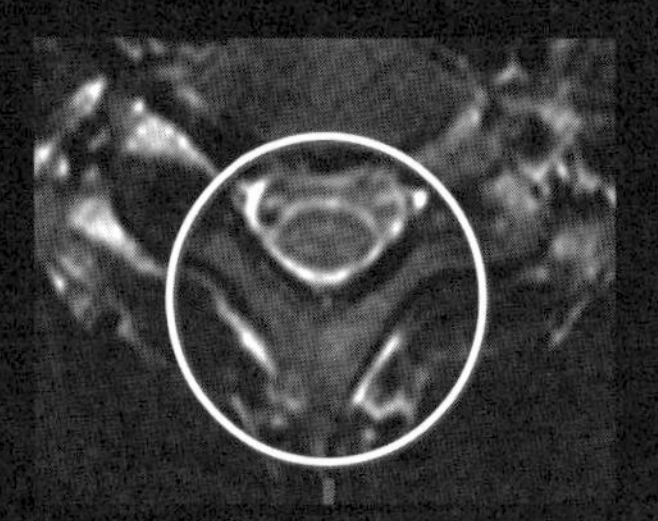
3mm= 異常なし

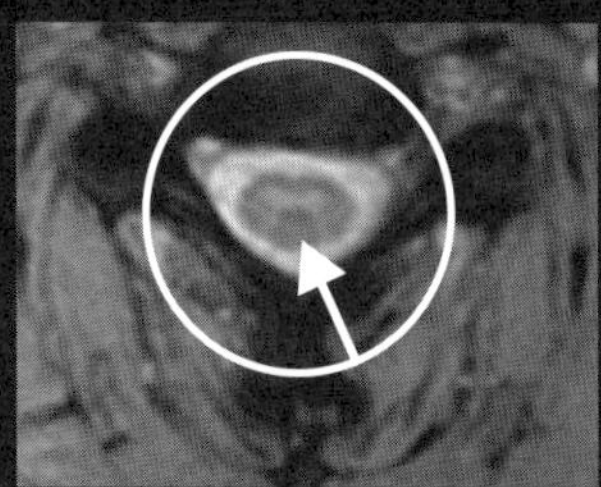
5mm= 異常ありと誤診

二年後に後遺症が？

四〇代の男性E氏は、幹線道路で玉突き事故に巻き込まれた。シートベルトは締めていたが、軽い打撲や擦過傷が生じ、運び込まれた病院で手当を受けた。

E氏に落ち度がないことは明らかだったため、保険会社からはすぐに規定の保険金が下りた。原因をつくった運転手とは、弁護士を通して話し合いを進めることになったが、そうした手配も保険会社が行ってくれた。

一カ月もするとほぼ傷も癒え、その後、示談も成立した。E氏は、すっかり元の生活に戻っていた。

ところが、事故から二年も経って、かかりつけの医師から思ってもみなかった指摘がなされた。明らかに頸髄損傷があるというではないか。

E氏が別件で通院したときに、その医師に二年前に交通事故に遭ったことを話すと、「念のために検査してみようか」という提案があった。そして、撮影された頸部のＭＲＩ画像を見て、「こんなにはっきり頸髄損傷が写っている」と医師は驚いたのだ。

もっと驚いたのはE氏である。自分はなんら自覚症状はないが、もしかしたらとんでもないことになっているのかも知れない。今は大丈夫でも、年を取ってから障害が出てきたらどうしよう。それに、後遺症があるなら保険金も請求できるのではないか……。

医師は自信満々で「この画像が証拠だ」と言う。E氏は診断書を書いてもらって保険会社に改めて支払い請求をした。

頸髄損傷とはなにか

それにしても、頸髄損傷とは穏やかではない。

頸椎（首の骨）の中にあるのが頸髄で、全身の筋肉や神経の働きを司っている。その重要な頸髄が損傷した場合、軽症なら手足のしびれくらいで済むが、重症になれば呼吸器、循環器、消化器とあらゆる臓器に障害が出る。人工呼吸器が必要になったり、死に至るケースもある。もし、本当に頸髄損傷を負っているなら、E氏にはなんらかの自覚症状があって当然だ。

いきなり後遺症に関する請求が行われたことに不審に思った保険会社は、何度かその医師にも意見を求めた。しかし、医師は自分の「発見」に揺るぎない自信を持っており、納得できる説明が得られない。

そこで、客観的な立場からの鑑定を求めて、私のところに依頼が来たのだ。

結論から言うと、E氏に頸髄損傷は起きていなかった。

E氏の主治医が撮影したMRI画像には、たしかに頸髄損傷と見まがうものが写っている。しかし、これは別物である。画像診断に精通していない医師が、陥りがちな典型的ミスである。

画像にノイズが生じる原因

CTやMRIなどの画像撮影では、「アーチファクト」と呼ばれるさまざまなノイズが生じる。それを理解した上で正しく読影しなければならないわけだが、アーチファクトを異常な病巣だと勘違いしてしまう医師が多い。

E氏のケースでは、アーチファクトの代表格である「パーシャルボリューム効果」が間違いを生んだ。

パーシャルボリューム効果とは、輪切り（スライス）にする撮影の間隔が大きいと、組織の境界線が不鮮明になる現象だ。とくに、スライス面に対して斜めであったり小さな組織の場合に起こりやすい。

ＭＲＩの読影は、画像上では白く描出される「高信号」と、黒く描出される「低信号」のコントラストに着目して行う。

Ｅ氏の主治医は、五ミリ間隔でＭＲＩ撮影していたため、脊髄内の信号濃度が曖昧になっており、偽の信号が出てあたかも頸髄損傷が起きているかのように見えたのだ。

これを三ミリ間隔で撮影すると、診断に適したシャープな画像が得られ、異常所見はないことがわかる。逆に一〇ミリ間隔で撮影すれば、さらにパーシャルボリューム効果の影響が大きくなり、画質も落ち、とても診断には使えない。

このように、正しい結果を得るためには、対象物よりも小さいスライス厚で撮影していくことが必須である。

さらに、矢状断像と呼ばれる体を縦に撮影した画像でも、異常所見は見られなかった。

このことから、Ｅ氏の主治医が指摘した頸髄損傷は、明らかにパーシャルボリューム効果の影響によるアーチファクトであると考えられ、保険会社の主張が認められた。

なまじ主治医が検査などすすめなければ、E氏は「事故に遭ったけれど後遺症もなくてラッキーだった」と心穏やかに過ごしていたかも知れない。

しかし、E氏の主治医に、なんら悪意があったわけではない。担当する患者の健康を考えていただけだろう。それに、実際には、何年も経って深刻な後遺症に気づくケースもある。

事故の後遺症を証明するには

交通事故は、毎日、何件も起きている。日本では、平均して一分間に一件の割合で起きていると言われている。

死亡したり重症を負うほどではなくとも、そのときの受傷が元でいろいろ深刻な後遺症が生じる。たとえば、ほかの項目でも扱う「高次脳機能障害」は、とんでもないときになって事故との関係が明らかになることも多い。

ある女児は、四歳のときに交通事故で頭を強く打った。しかし、そのときはとくに後遺症らしき問題は見当たらず、小学校・中学校と学業成績もほかの子と変わりがなかったために、両親も心配せずにいた。

ところが、高校に進学してから、勉強に集中できない注意障害の症状が見られるようになった。友人ともトラブルが絶えないという情緒面の問題も出てきたために病院を受診すると、高次脳機能障害が疑われると診断され、リハビリテーション科に入院した。

このときすでに一七歳。事故から一三年が経過していた。リハビリは、早くから行うほど効果が期待できるものであり、失った年月が悔やまれる。

振り返ってみると、事故から二年経った六歳のときにてんかん発作を起こし、その後、服薬治療を続けている。この頃から、明らかに事故の後遺症があったわけだが、事故直後ではないために、周囲も因果関係を見抜けなかったのだろう。

事故から数年後に出てきた症状であれば、「今更訴えても、もう遅い」と諦めてしまう人も多いだろう。ましてや、当時の画像が残っていなければなおさらだ。

でも、現在の画像を撮り直し、あらゆる角度からそれを検討することで、以前の事故との関連づけを行うことは可能だ。この女児が事故に遭った時代と比較して、今は格段に画像診断の技術が発達している。

しかしながら、画像自体が声を上げるわけではない。声にならない画像の声を、正しく聞く医師がいて初めて、本当の後遺症に気づくことができる。

E氏のケースのように、なかった後遺症がつくられてしまうことがある。

逆に、「アーチファクトだろう」と判断され、あった後遺症が消されてしまうこともあり得る。

結局のところ、一人ひとりがどういう医師を選ぶかが問われるのだ。

消えた乳がん

PEM 経時的変化

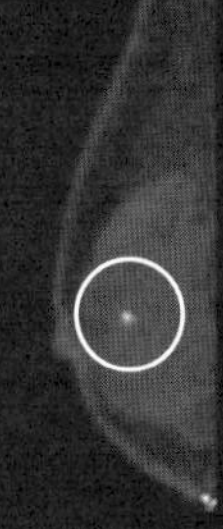

初回 2013.7

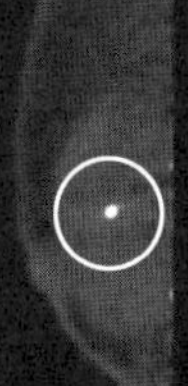

11ヶ月後

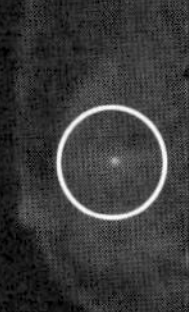

17ヶ月後

PEM 経時的変化

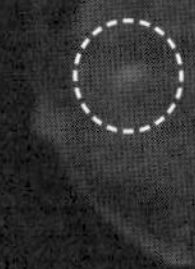

23ヶ月後

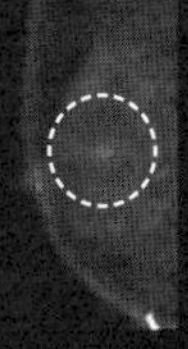

34ヶ月後

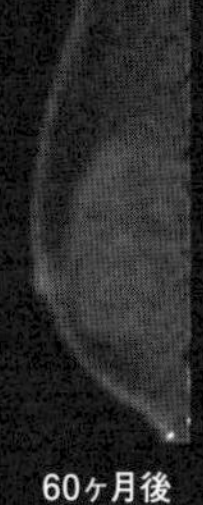

60ヶ月後

2013年から2018年にかけてPEMの経時的変化。PEMで経過観察していると、病変がなくなった症例である。

０期のがんがはっきりと描出

がんが消える。めったにあることではないが、ごく稀に起きる。放射線科医として長く画像診断に携わってきた私にとっても、初めての経験だった。

六〇代で経営者の女性Fさんは、毎年、私が勤めているクリニックで人間ドックを受けている。全身のＰＥＴに加え、ＰＥＭという乳房専用のＰＥＴも行っている。

このＰＥＭで、Fさんにちょっと気になる所見があった。乳房の一部に微細な薬剤の集積のようなものが見えたのだ。

確認のため、マンモグラフィで撮影してもはっきりわからない。しかし、ＰＥＭで病巣があることから、注意深く超音波で見てみると、やはりなにか小さな病変がある。そこで、組織を取って生検してみると、０期というごく早期のがんが見つかった。

ちなみに、ＭＲＩをやっても写らなかったはずだ。がんは、最初は細胞レベルで大きくなる。ある程度のところまで育つと血管新生が起き、血流が豊富になる。血流が豊富になって腫瘍が一センチ以上に育ったとき初めてＭＲＩに写るのだ。

それまでは、ＰＥＴ（ＰＥＭ含む）でしか発見できない。逆に言うと、血流が豊富になっていない段階でＰＥＴで見つけることができたがんはごく早期だから、ほぼ確実に治る。

がんを取れない乳腺外科医

さて、これほど早期のがんだから、簡単に部分切除ができるだろう。私はＰＥＭの画像などの資料をつけ、有名ながん専門病院に紹介状を書いた。

しばらくして、手術を終えたＦさんが私のクリニックを受診した。初めてがんを発見してから一一カ月後のことである。手術した医師からＦさんは、「がんはなかった」と聞かされたのだという。

驚いた私は、再びＰＥＭを行った。すると、がんはしっかり残っている。がん専門病院に問い合わせてみると、「切ってみたが、がんはなかった」という答えが返ってきた。

しかし、がんはあるのだから放置しておくわけにはいかない。

別の病院を紹介して、Ｆさんは再び手術を受けた。すると、またしても、「切ってみたが、がんはなかった」というのである。

このときも、ＰＥＭで確認してみたが、がんは残っている。でも、乳腺外科医は「なかったから取らなかった」と言う。

彼らは、自分たちが最も画像を読む能力があると信じているふうである。その自分たちが超音波で見つけることができないものは、存在しないのだから処置できないのだ。

実際に二つの病院とも、Ｆさんの体にメスを入れたものの、生検で存在が確認されたがんが取れなかった。あまりにも小さいがんは、乳腺外科医には取れないのだということを、私はそのときに思い知らされた。

自然治癒の可能性が見えた

それにしても、どうしたものか。

小さくて見つけられないために取れないというなら、乳房全摘という方法がある。全摘すればそこにがんも含まれて、取り切ることができるだろう。

あるいは、乳房全体に放射線をかける方法もある。

しかしながら、せっかくＰＥＭでごく早期の段階で発見したのに、そんな大きな治療を施さねばならないとはなんとも悔しい話だ。

私は、これまでのさまざまな画像を経時的に並べ、じっくりと観察した。

すると、極めて希な可能性が頭をよぎった。

初めて発見したときと、一回目の手術から帰ってきた後のＰＥＭの画像には、はっきりとがんが写っている。がんの部分で糖代謝が活発になり、血流もそこに集中している。がんが糖と酸素を積極的に取り入れて大きくなろうとしている証拠である。

ところが、二回目の手術後の画像では、そうした信号が弱くなっている。糖代謝も血流も落ちているのだ。

もしかしたら、このがんは自然治癒するかも知れない……。これまでの医師人生においてなかったことだが、このときばかりはそんな予感がした。Ｆさんのがんが比較的予後のいいタイプだったこともあり、私はしばらく様子を見ることにした。

もちろん、無責任に放置して、がんが進行するようなことがあってはならない。ＰＥＭ、マンモグラフィ、超音波とあらゆる画像を定期的に撮り続け、慎重な観察を続けた。そして、発見から六〇カ月後、間違いなく自然治癒したと判断できた。

この事例のように、がんが自然治癒したという報告はときどきなされる。その多くが、ホルモンが関係しているがんである。Ｆさんも閉経してホルモン値が下がってきており、それによってがんが力をなくしたのかも知れない。

また、がんに集中していた血流がなくなっているのも興味深い。あくまで可能性レベルだが、二回の手術で病巣付近の血管が損傷され、血流障害が起きたことがかえって功を奏したのかも知れない。

一〇年遅れた標準治療

ここで強調しておきたいのは、Ｆさんのケースはあくまで特例だということだ。もし、あなたががんにかかったときに、「自分のがんも自然治癒するに違いない」などと決め込んで治療放棄するのは知的な態度ではない。

一方で、医療機関から言われるままの治療を受けていればいいのかというと、それもまたＮＯである。

あなたががんにかかれば、基本的にガイドラインに沿った「標準治療」を受けることになるだろう。ガイドラインは、過去のさまざまなエビデンスを踏まえた上でつくられている。

だから、間違いではない。間違いではないが、最高のものでもない。

本書を読み進めてもらえば、医療関係者でなくともPEMの優位性は理解できると思う。しかし、がん専門の大病院ですらPEMを持っていない。PEMは早期がんの発見に大きな威力を発揮するにもかかわらず、ガイドラインで推奨されていないから持っていないのが現実なのだ。

そうして、「ガイドラインに推奨されない↓新しい機材が導入されない↓現場の医師が新しい機材を使いこなせない↓古い治療が続く↓ガイドラインも古いままで新しい機材が導入されない」という負のスパイラルに陥っているわけだ。

大学病院の主な機能には、「教育」「研究」「治療」の三つがある。多くの人は、「大学病院に行けば最高の治療が受けられる」と思っているが、まずは教育が優先される。

教育を行うためには古典が必要だ。そこで、大学病院は古典的な機材を導入し、古典を学生に学ばせる。そして、それを使って古典的な治療を行っている。

こうした大学病院を盲信するのではなく、患者自身もいろいろ勉強することが求められる。

ＡＹＡ世代の白血病

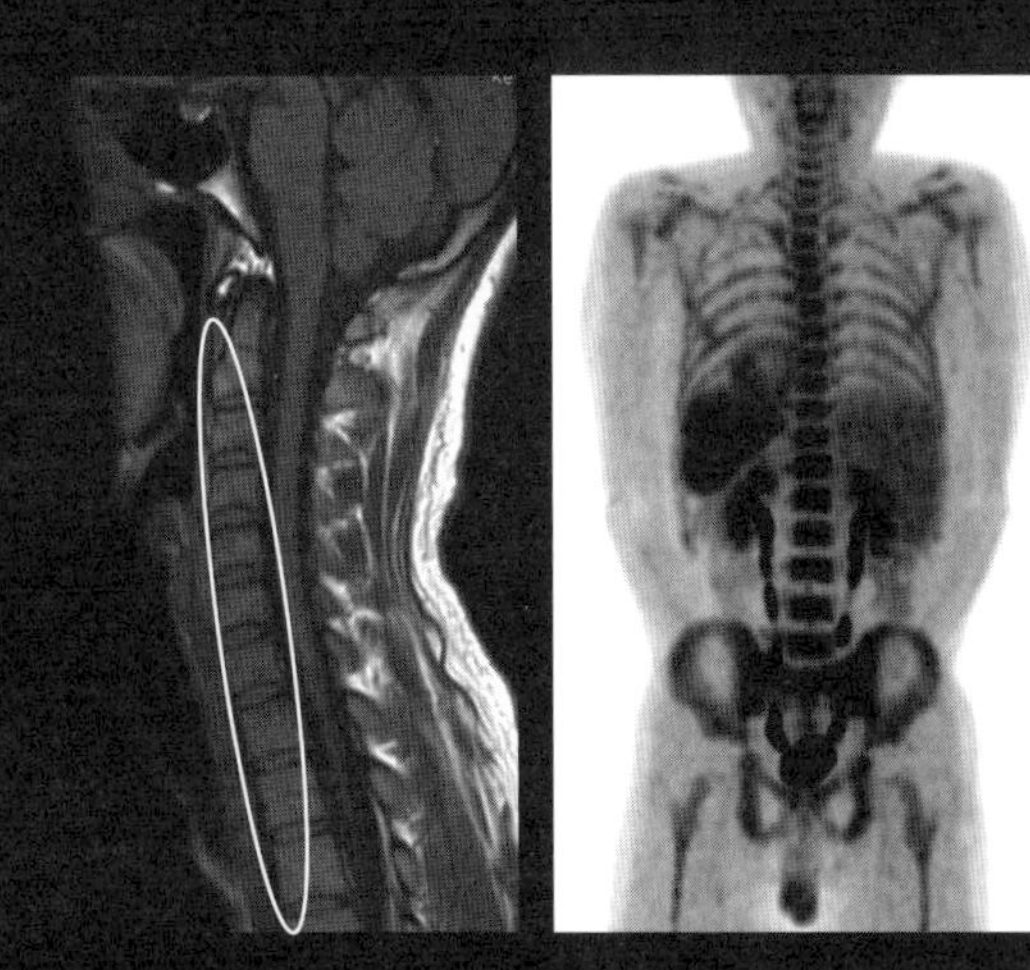

左はＭＲＩの画像。通常は大人になると骨髄の脂肪化が進み脂肪髄と変わるため、〇で囲んだ骨髄は白く映るが、この画像は真っ黒である。これは、造血細胞が亢進していることを示している。右のＰＥＴの画像は体中の骨髄の脂肪が失われ、骨が真っ黒に写っている。

一目で疑われた白血病

三〇代の独身男性G氏が、社長に付き添われてやって来た。その社長は、私が勤めるクリニックで毎年人間ドックを受けているから顔見知りだ。普段は豪快なタイプなのに、そのときはやけに真剣な表情をしていた。どうやら、G氏のことが心配でならない様子だった。

コロナ禍にあって、G氏は突然、高熱を出した。すぐに社長に報告し休みをもらって、発熱外来を受診した。そこで、ＰＣＲ検査を受けたが陰性だった。

陰性判定にほっとしたものの、熱は下がらない。三九度前後の熱が続くため、数回ＰＣＲ検査を繰り返したが、すべて陰性だ。原因がわからない不安から、「いっそのこと、コロナと判明したほうがスッキリするのに」とまで思うようになった。

いくら若い男性でも、高熱は人を消耗させる。見るからに弱っているG氏を、社長は放っておけなくなったのだろう。

相談を受けて私が問診すると、G氏は右手指の痛みも訴えている。その傷みが頸椎から来るものであることも考えて、私はまず、ＭＲＩで頸部を撮影することにした。すると、驚くべき所見が得られたのだ。

頸椎の骨髄は、成長期を終えた年代では「脂肪髄」といって脂肪に満たされているのが普通だ。その場合、MRIでは白く写る。ところが、G氏の場合、真っ黒である。これは、造血細胞が亢進していることを示している。

さらにPETで全身を撮影してみると、背骨、肋骨、腸骨、恥骨、座骨など、骨という骨がまっ黒に写っている。体中の骨髄の脂肪が失われ、造血細胞が増えているということで、白血病が疑われた。

血液検査ではわからない段階だった

これら画像をつけて血液内科を紹介すると、胸骨穿刺という検査を経て急性骨髄性白血病と診断された。

実は、当時のG氏の白血球値は九八〇〇㎕である。白血球値の基準値は三一〇〇〜八四〇〇㎕とされているが、ちょっとした感染症でも九〇〇〇㎕を超えることなどざらにある。だから、G氏の場合、血液検査を受けても白血病は疑われなかった可能性が高い。

白血病になると、骨髄中で造血細胞が盛んにつくられる。しかし、それが容量を超えて溢れ、末梢血に出てくるまでには時間がかかる。血液検査で異常が指摘されたときには、かなり進行しているケースが多いのだ。

逆に言えば、画像を撮ったために、血液検査でもわからない早期の段階で発見できたわけで、G氏はラッキーだったことになる。それを伝えると、ようやく社長の顔にいつもの笑顔が戻った。

もう一つ、いい情報がある。固形がんは複数の遺伝子異常が認められるのに対し、白血病では一つの遺伝子について異常が生じる。その遺伝子に絞って治療できるために、効果が出たときは完治しやすいのだ。

ＡＹＡ世代こそ画像診断を

私は、患者を長く治療して稼ぐことには興味がない。私の関心は、ひたすら正しい診断を下すことだ。

正しい診断には、良い内容も悪い内容もある。できれば、「これは良性のものですから心配はないですね」と伝えたい。でも、そうはいかないときもある。しかし、悪いものであっても、早く診断することで治癒に持って行ける。だから私は、一刻も早く正しい診断を下したいのだ。

患者の年齢や置かれた状況によって、そうした気持ちに変化が生じることはないが、やはり、若い人に重篤な病気に負けて欲しくはない。

私自身、三〇代でがんを経験しており、G氏のことは他人事ではなかった。

思春期と若年成人の一五〜三九歳までを「AYA世代」と称するが、この世代で毎年約二万人が新たにがんにかかっている。

年代によってかかりやすいがんの種類があり、若いほど、白血病、リンパ腫、胚細胞腫瘍、性腺腫瘍、脳腫瘍などが多く、三〇歳前後から乳がんや子宮頸がんが増えてくる。

こうした若年世代のがんについても、画像診断は大きな力を発揮する。「まだ若いから」という思い込みは捨てて、不安があったなら、いつでも放射線科医を訪ねて欲しい。

見つかりっこない乳がん検診

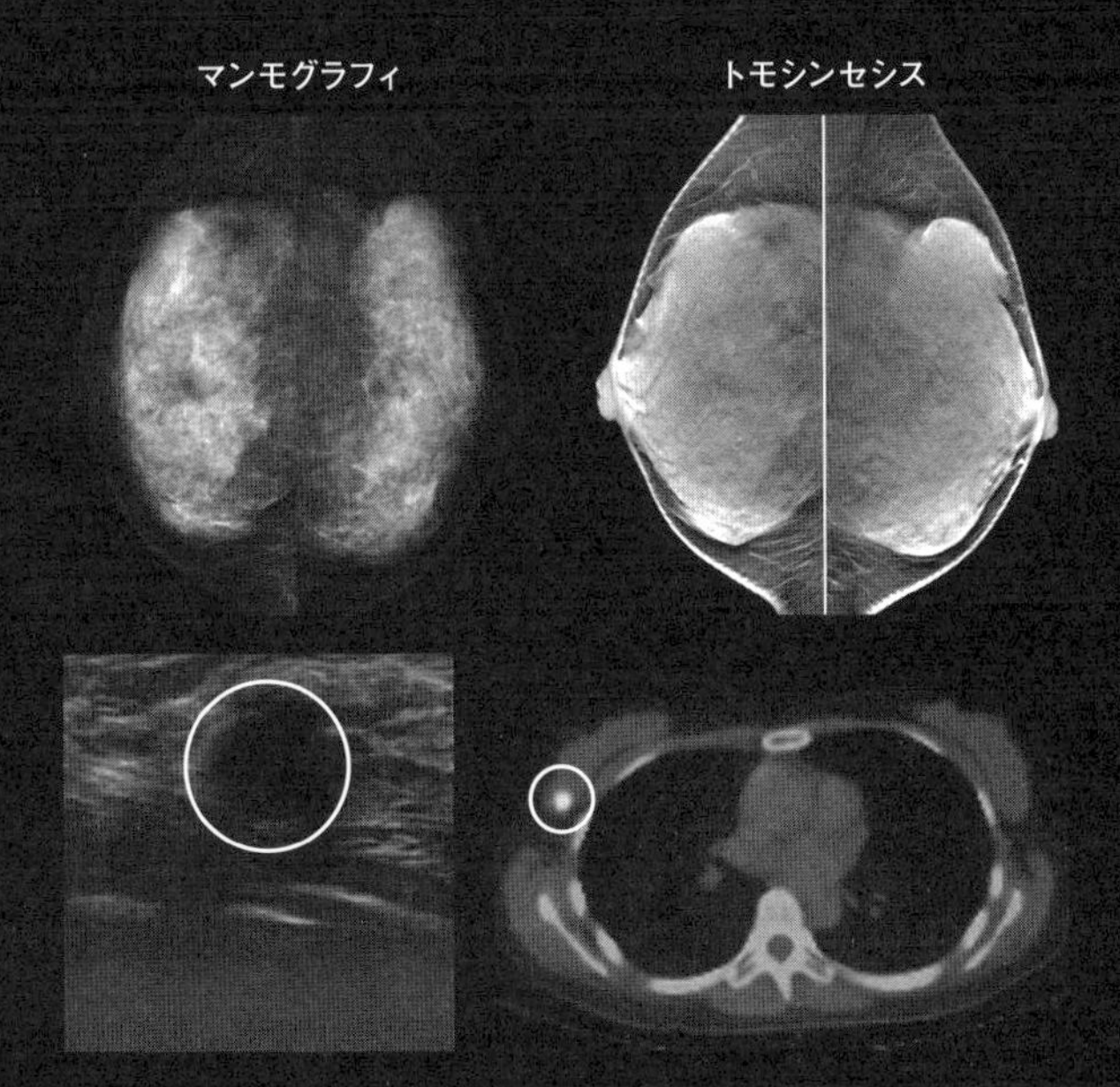

マンモグラフィやトモシンセシスでは、デンスブレストは白く写るため明らかな異常を指摘できないが、超音波検査（左下）では右乳房に腫瘍が疑われ、PET/CT（右下）ではFDGの強い集積を認める。

「異常なし」後の乳がん宣告

現在はタレントとして活躍している元プロレスラーの北斗晶さんは、二〇一五年に乳がんの手術を受け、右乳房を全摘した。リンパ節にも転移があり、腋窩リンパ節も切除したことを公表している。つまり、ある程度、進行した乳がんだったということだ。

とはいえ、北斗さんは健康管理に無関心だったわけではない。それどころか、真面目に毎年、マンモグラフィによる乳がん検診を受けていた。男性はわからないかも知れないが、マンモグラフィは三次元の乳房を潰すようにして機械で挟み、二次元の画像にする検査方法だ。

その年も「異常なし」という評価を得ていたのに、それから間もなくして、右胸にチクッとした痛みや乳房表面のひきつれを感じ、乳腺専門医のところを訪ねた。すると、いきなり乳がんを告げられた。そのときすでに、がんは二センチの大きさになっていたという。

要するに、北斗さんが熱心に受けていたマンモグラフィは、乳がんの発見にまったく寄与しなかったというわけだ。

それでも、北斗さんは乳腺外科に駆け込んでくれたから助かった。普通、検診で異常なしと報告を受けたら、少しくらい違和感があっても「調べたばかりだから大丈夫」と思ってしまうだろう。そして、それによって乳がんを進行させ、命を落としてしまう例がごまんとあるのだ。

これでは、「なまじ検診など受けないほうが良かった」となりかねない。

実は、日本の乳がん検診システムには、大きな問題があるのだ。

日本女性の乳房の特徴

日本人女性の場合、九割近くが乳房に「デンスブレスト（高濃度乳腺）」という特徴を持っている。

乳腺は、乳汁を作ったり運んだりする組織だが、デンスブレストは、乳房内にその乳腺が密度高くみっしり詰まっているような状態だと思ってもらえばいい。欧米人の場合は、乳房内にもっと脂肪が多い。

マンモグラフィで乳房を撮影すると、乳腺は白く写り、脂肪は黒く写る。そして、がんは白く写る。

乳腺がみっしり詰まっているデンスブレストなら、それだけで乳房全体が白く写る。もし、そこにがんがあっても、まさに雪原で白ウサギを見つけるようなものなのだ。

一方で、脂肪の多い欧米人の乳房なら、背景が黒っぽくなるからまだ見つかりやすい。それでも、マンモグラフィを使った検診での誤診は、多くの裁判沙汰となっている。そうしたこともあってアメリカでは、マンモグラフィをやってデンスブレストだとわかったら、超音波検査を併用することを二四時間以内に推奨するよう州法で定められている。それだけ、デンスブレストにマンモグラフィは無力だと認識されているのだ。

にもかかわらず、デンスブレストの多い日本で、当然のようにマンモグラフィが用いられている。これは、日本の女性たちに対するひどい裏切りではないだろうか。

画像で見るデンスブレスト

では、実際に画像を見てみよう。デンスブレストの女性、Hさんの画像だ。右乳房にしこりがあり、他院での乳がん検診では異常がなしだった。

Hさんの乳房は、マンモグラフィの画像では乳腺で真っ白に写ってしまい、がんは見つけられない。「トモシンセシス」というアメリカ生まれの画像診断法でも異常所見は得られない（トモシンセシスについては後述する）。

ところが、超音波検査では大きながんが見える。さらに、ＰＥＭという乳腺専用ＰＥＴには、はっきりがんが写っている。浸潤性乳管がんで、決して予後がいいとは言えない。

日本人女性の多くが、Ｈさんと同様のデンスブレストであると考えていい。だから、マンモグラフィの「異常なし」に安心してはいけない。

マンモグラフィを受けてデンスブレストだとわかった女性は（ほとんどがそうだが、医師はそんなことはあえて指摘しないだろう）、必ず超音波検査を追加してもらったほうがいい。それをせずして手遅れにしてしまうケースは日常茶飯事なのだ。

究極のデンスブレスト時が危ない

日本人女性の九割がデンスブレストであるが、一人ひとりの中でもその度合いは変化する。女性の一生のうちで、子どもを産むに適した若いときは、それだけ乳腺も活発だからデンスブレストは強く出る。

そして、究極のデンスブレストとなるのが、授乳中の人、不妊治療中の人、豊胸手術をした人だ。

亡くなった小林麻央さんは、授乳中でデンスブレストが強く、がんが見落とされた。しこりを感じ都内の有名病院で検査をしたものの、よく見えなくて「乳瘤」という良性のものと間違われたのだ。

乳がんの闘病を公表しているタレントのだいたひかるさんは、不妊治療を受けていた。不妊治療の過程では、乳腺が刺激されデンスブレストが強くなる。そのため、がんの発見が遅れたのだろう。二〇一六年に右乳房を全摘したものの、三年後に再発してしまった。

だいたさんは、がんの発覚と同時に不妊治療を中断していたが、二〇二一年、自分の病状を理解した上で、残っていた受精卵を子宮に戻し、翌年無事に出産した。現在は、放射線治療でがんをコントロールしながら子育てに打ち込んでいる。

ところで、豊胸手術をすると、なぜデンスブレストが強くなるのだろうか。

豊胸手術では乳房の肋骨側、つまり乳腺の後ろ側にバックを入れ、乳腺を前に押し出すようにする。押し出されれば、それだけ乳腺は密になるというわけだ。

あるいは、乳腺自体にシリコンや自分の脂肪細胞を注入する方法もあるが、異物と認識され炎症が起こり石灰化が進む。すると、がんの石灰化と見分けがつきにくくなってしまう。

このように、いずれの手法であっても豊胸手術は、乳がんの発見にとって不利に働くことは間違いない。

アメリカと日本の大きな違い

アメリカの放射線科医は、一人で一〇件くらいの医療訴訟を抱えている。そのうち八割ほどが、マンモグラフィの誤診が原因となっている。日本人よりデンスブレストが少ないアメリカでもそうなのだ。

訴訟になるのが嫌だから、アメリカの放射線科医はマンモグラフィを読みたがらない。そこで登場したのが先に触れたトモシンセシスだ。

マンモグラフィが三次元の乳房を潰してレントゲンをあて二次元撮影するのに対し、トモシンセシスは三次元の乳房をスライスして断層画像で見ていく。だから、マンモグラフィより微細な病変をキャッチできる。

とはいえ、画像で紹介したように、デンスブレストがあればがんは見つけにくい。

日本人女性が早期の乳がんを確実に見つけたいと思ったら、ＰＥＭに勝るものはない。ＰＥＭをすべての女性が受けるのは現実的ではないとしても、マンモグラフィだけで、それも二年に一度の検診で終わらせているのはあまりにも無策だ。

せめて、アメリカのように、マンモグラフィでデンスブレストがわかった女性に対し、超音波検査も受けるように助言するのは最低の義務ではないか。

アメリカ人のナンシー・カペロさんは毎年マンモグラフィ検診を受診していたにもかかわらず、進行した乳がんが見つかった。ナンシーさんは「自分と同じ思いをする女性たちを減らしたい」と、デンスブレストであることを医師が患者に告げることを義務付ける活動をし、三七州がデンスブレストの通知を義務化している。

ナンシーさんは残念ながら二〇一八年に永眠された。

女性の一生に画像診断が不可欠

医療機関が新規に乳がん検診の機材を購入するとき、アメリカではほぼ一〇〇パーセントがトモシンセシスだ。

一方、日本では九割が従来型のマンモグラフィを選ぶ。どちらを使っても保険の点数は同じだから、安いほうを買うのだ。つまり、「より早くがんを見つけるにはどちらがいいか」という発想はそこにはない。

乳がんは、発見時からフォローアップまで画像診断が必須だ。他のがんの五年と違い、乳がんが完治したと見なされるのは一〇年後だから、長きにわたって慎重にフォローし続ける必要がある。画像診断が非常に重要な意味を持つがんなのだ。

また、がんに限らず、乳腺は病気の宝庫と言える。子ども時代から高齢になるまで、乳腺にはさまざまな病気が起こり得る。

すべての女性たちが、いかに優れた画像診断にアクセスできるかが大切なポイントなのに、医師の多くはデンスブレストについてさえ語らない。語られないから、女性たちは本当のことを知ることができない。

そして、真面目に検診を受けているのに、乳がんを進行させてしまい命を落とすケースが続出する。

どうしてこんな状況が放置されるのだろうか。重症患者が増えたほうが治療費が稼げるから、医療機関にとって、がんを早期に見つける経済合理性を見いだせないのではないかとすら疑ってしまう。

せめて一石を投じるべく、二〇一四年、私は「ＮＰＯ法人ピンクリボンうつのみや」を設立し、確実に早期発見できる乳がん検診の普及に力を注いでいる。

汚部屋が呼んだがん疑惑

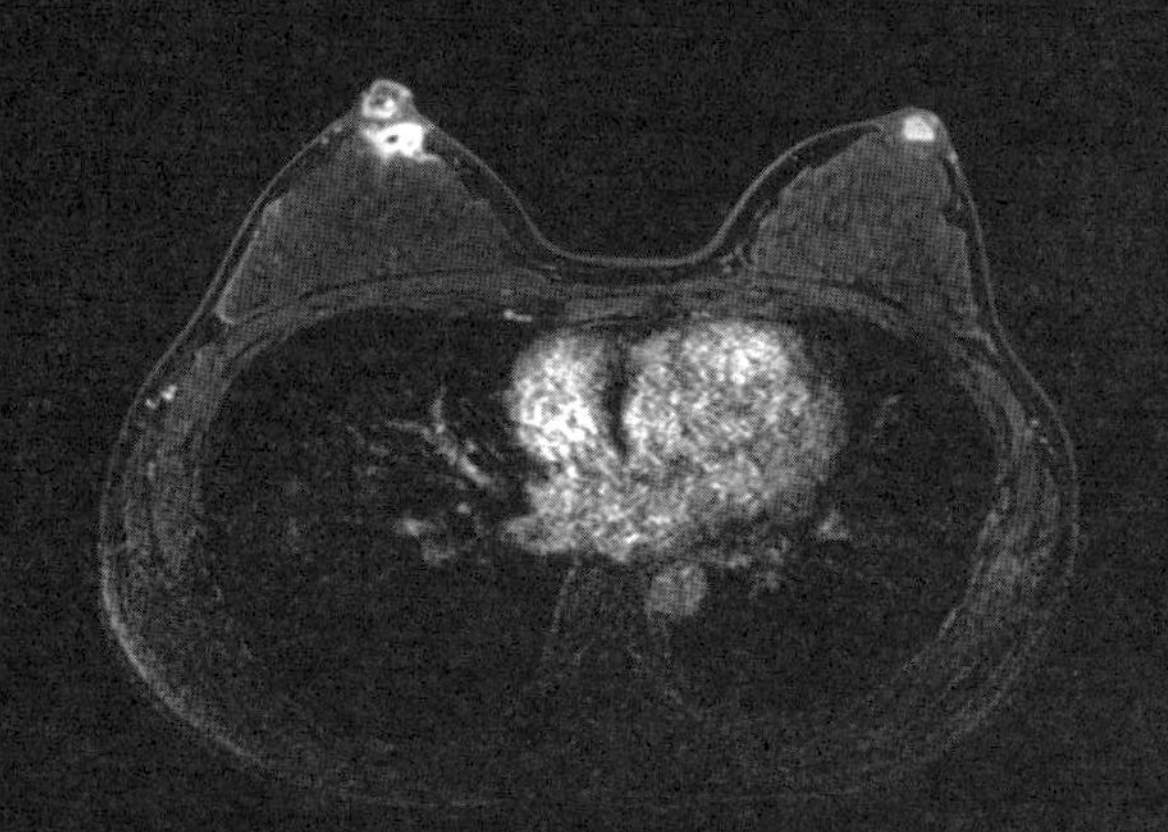

ＭＲＩを実施してみると、両側の乳頭部に一致して病変を認めた。右乳房は一部に空洞を伴っている。左右同時の病変は腫瘍の可能性は低く、膿瘍を疑わせる所見で、何らかのアレルギー反応が乳頭部に起こったと思われる。

悪性度の高い炎症性乳がんか？

二〇代の新婚間もない女性Ｉさんが、二週間ほど前から右の乳房にしこりがあるのを自覚し、近所の乳腺外科に駆け込んだ。そこでは、マンモグラフィを受けたが、異常は発見されなかった。

ただ、しこりを感じるのは事実だ。誤診によって手遅れになってはいけないと、セカンドオピニオンを求め、画像持参で私のところにやって来た。夫もひどく心配して、それを強くすすめたという。

Ｉさんが持ってきたマンモグラフィの画像を見ると、かなりのデンスブレスト（69ページ参照）だということがわかる。これではがんがあっても見つからない。そもそも、そんな画像だけで「異常なし」とすること自体、大問題である。

私は、まず超音波でＩさんの乳房を調べてみた。すると、たしかに右の乳頭の下に炎症性の病変が見て取れる。そこで、さらにＭＲＩで撮影したのが冒頭の画像である。

この画像でも、右乳頭の下に炎症性の病変が造影されている。これを見れば、炎症性乳がんが強く疑われる。炎症性乳がんは、悪性度が高く予後が悪い。また、乳頭の下に病巣があるため、乳頭を残すことができずに全摘となるケースだ。

「まずいな……」

嫌な予感を抱きながら、さらに精査していくと、もう一方の左乳頭付近も腫れているのがわかる。両方の乳房に同時に炎症性乳がんが出るのは不自然に思えた私は、他の病気を疑って、組織を取り病理検査に回した。すると、生検で「肉芽腫性病変」との指摘があった。

一時は、かなり悪性のがんを疑ったのだが、良性の病変とわかり、Iさんも私もほっと胸をなで下ろした。おそらくIさんの夫も同様だろう。

ハウスダストが胸に出る

さて、薬物治療できれいに治ったIさんの肉芽腫性病変だが、その原因となったのはなんだろうか。それを突き止めないと、また同じ症状が出てくる可能性がある。

実は、原因は夫の汚部屋であることがわかった。

Iさんは結婚して夫の実家に同居し、それまで夫が使っていた広い部屋を、夫婦で利用することにした。

しかしながら、あまりにも汚い。夫はきちんと片付けているつもりのようだが、きれい好きのIさんには耐えられない。毎日せっせと掃除をしているうちに、ハウスダストを吸い込んでアレルギーを起こし、その結果、乳頭に病変が現れたのだ。

ハウスダストを吸い込んだアレルギー反応といえば、多くの人がぜんそくなど呼吸器系の症状を思い起こすだろう。しかし、気道から入ってきたアレルギー物質は、全身どこにでも回って悪さをする。皮膚にじんましんが出ることもあるし、Iさんのように乳腺で炎症を起こすこともあるのだ。

がんでなくとも全摘された可能性が

その後、夫がどのくらい清潔に気を配ったか定かではないが、Iさんはがんでなかったから笑い話で済んだ。しかし、がんでなかったとしても、私のところへ来てくれなければ、右乳房全摘となったかも知れない。

というのも、右の乳房だけ見たら、まずは悪性度の高い炎症性乳がんを疑う。

針を刺して調べてがんが出なかった場合、それだけで安全とは言えないから試験切除という方法に進むことがある。しかし、炎症性乳がんのような悪性度の高いがんでは、なまじ切ったことで散らばってしまうことを恐れて試験切除はためらわれる。だから、多くの外科医は「最初から全摘してしまいましょう」と提案するはずだ。

Ｉさんが全摘せずに済んだのは、両方に病変があったからがんではないと私が思えたことと、病理医がしっかりと調べてくれて肉芽腫性病変と判断してくれたことが大きい。

もちろん、最初の「異常なし」に油断せず、画像診断について調べ、私のところに来てくれたＩさんの判断がそれに勝る。

心臓疾患かと思ったら乳がんだった

一方で、まったく違う病気を疑っていたら乳がんが見つかったケースもある。

三〇代の女性Ｊさんは、二週間ほど続くチクチクとした胸の痛みに不安を覚えた。心臓の病気を疑い、評判がいい近所の循環器科を訪ね、心電図、胸部レントゲン、心臓の超音波検査を受けた。冠動脈の狭窄を疑ってＭＲＩも撮影したが、いずれも異常は発見されなかった。

しかし、チクチクする症状が消えないので、私のところで調べ直すこととなった。

Jさんは、循環器科からいくつかの資料を借りてきており、そのうちMRI画像をじっくり精査すると、左乳房内に複数の結節を認めた。

胸が痛いのは乳がんが原因ではないかと考え、乳腺の超音波検査を行うと、がんが見つかった。その大きさは一〇ミリ×七ミリ×六ミリで、進行度合いではT1cと呼ばれる段階だった。

T1aは五ミリ以下、T1bは一〇ミリ以下で、この段階で見つかればほぼ一〇〇パーセント治癒する。Jさんは一〇ミリから二〇ミリのT1cだから充分に早期である。

ただ、これらT1の段階では、しこりは触れにくい。だから、Jさんは心臓の病気しか頭に浮かばなかったのだ。しこりが触れないのにがんが見つかったのは、ラッキーだったとも言える。

なぜ見つからない？

借りてきたMRI画像には、すでに乳がんを疑うべき所見がある。にもかかわらず、Jさんは私のところへ来るまで、そうした指摘は受けていない。

というのも、循環器科の医師は循環器しか見ない。放射線科医は、そうした専門分野は専門医に任せ、広く別のところを見ていくのが定石だ。だから、思いもしなかったところに病気が見つかる。大きな病院では当たり前の流れだが、小さい施設では放射線科医による読影が行われないケースが多々あるのだ。

アメリカでは、放射線医のレポートがないと画像撮影の診療報酬が請求できないが、日本ではそうではない。Ｊさんの場合も、循環器科の医師だけが見たから、気づかなかったのだろう。

もし、放射線科医が読影している様子がないなら、その画像を受け取って、セカンドオピニオンを受けることをすすめる。

PETに惚れ込んで医療施設をつくった患者

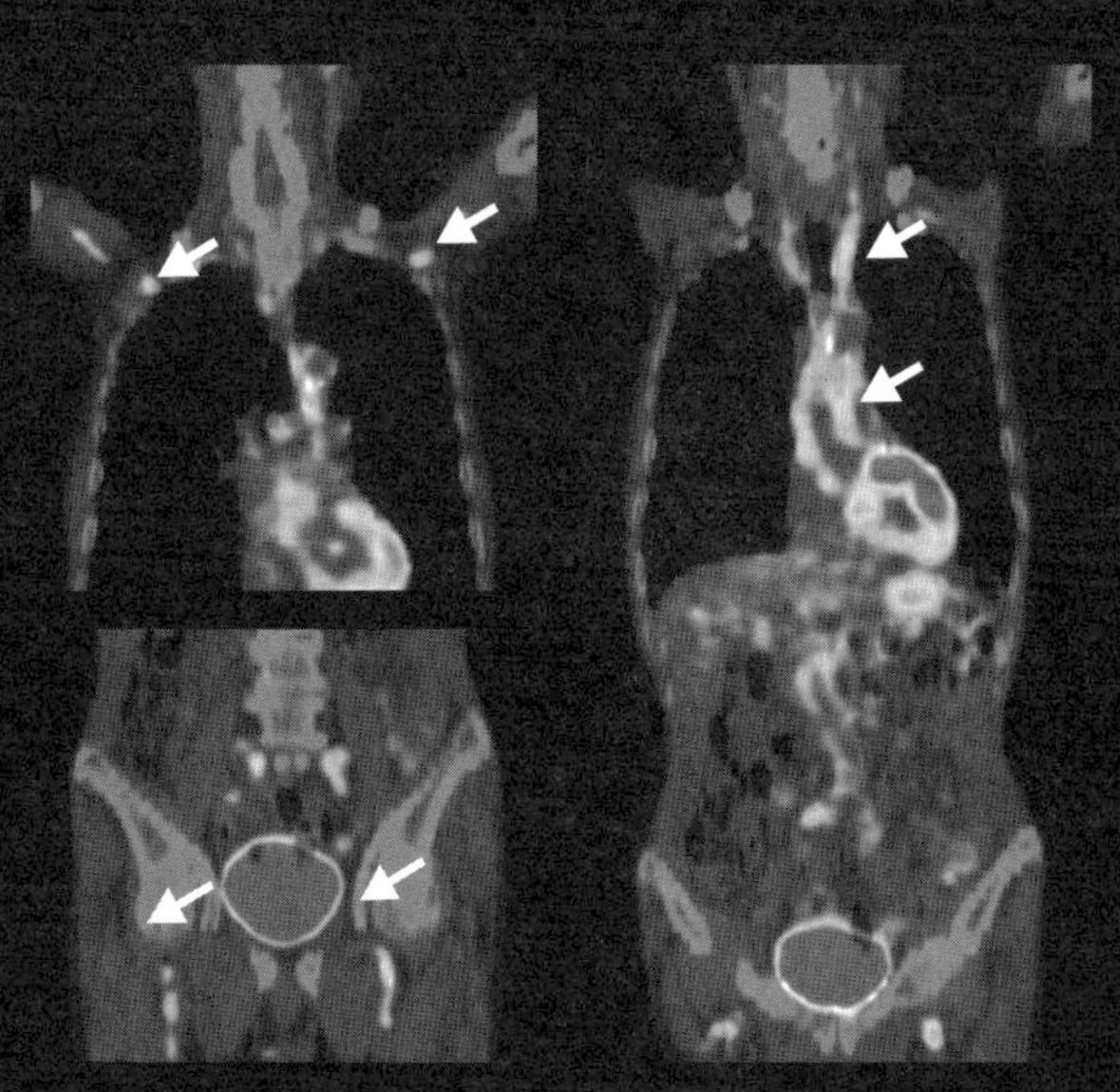

PET/CTの画像。PETはがんばかりでなく、炎症性の疾患にもよく反応する。矢印の白く見える部分が炎症を起こしている血管。撮影前に注入したブドウ糖が血管に沿って集積している。

苦しいのにその原因がわからない

七〇代の男性K氏は、地方都市の大地主だ。その息子が私と知り合いで、「親父をPETで見てやってくれないか」と相談に来た。

K氏自身は、その日は同行していない。どうも、そう簡単には息子の言うとおりになどならないタイプのようだ。

K氏は、動くと息切れがするので、地元の有名な医大で診察を受けた。心臓か肺に原因があると予測した医師は、CT、超音波、内視鏡などさまざまな検査をしたが、明確な診断が下せずにいた。

血液検査でCRP値（炎症があると上昇する数値）がやや高かったので、炎症部位の位置を確認する「ガリウムシンチ」という検査も行った。しかし、それでも原因特定には至らなかったという。

そこまでの話を聞いて、私は「大動脈炎症候群」ではないかと考えた。前の病院では心臓と肺ばかりを疑っていたわけだが、私には血管に病変があるように思えたのだ。

そこでどうするかだが、ガリウムシンチをやっても病巣部分が特定できないならば、息子の言うとおり、PETで全身を見るのが適切である。そのため、K氏には宇都宮まで来てもらうことになった。

PETに対する誤解

診察室に入ってくるなり、K氏は開口一番こう言った。

「PETなんていうものより、まずは心臓のカテーテル検査をするべきじゃないのか」

しかし、これまでの検査で、心臓自体が悪いのではなさそうだということはわかっている。それに、私の見立てではK氏は血管全体に炎症が起きているはずだ。そこにカテーテルを入れて傷つけたら、血栓ができて心筋梗塞や脳梗塞を起こしてしまう危険もある。あるいは、足の血管を詰まらせて切断することになるかも知れない。

私は、それを説明してPETをすすめた。

すると、K氏はさらにこう言った。

「PETはがんを見つけるものじゃないのか」

Ｋ氏のように考えている人は多いが、ＰＥＴはがんばかりでなく、炎症性の疾患にもよく反応する。撮影前に静脈注射で注入したブドウ糖は、がんがある場所や、炎症が起きている場所に集積するのだ。だから、リウマチや膠原病の早期発見、原因不明の発熱にも大きな効果を示すのだ。

体中の血管に炎症が

実際に、Ｋ氏のＰＥＴ画像を見ればそれは歴然としている。

大動脈、大腿動脈、上腕動脈、腋窩動脈……など、全身の血管に沿ってずっとブドウ糖の集積が見られる。すべての血管に炎症が起きているのだ。このことから、私は大動脈炎症候群を疑うとの意見をつけて、画像をＫ氏の主治医に送った。

その結果、ステロイドのパルス治療で、Ｋ氏の症状はすぐに軽快したのだった。

ところで、このケースには後日談がある。ＰＥＴの優位性を身をもって感じたＫ氏は、「なぜ、こんなにいい機械が宇都宮にはあるのに、我が地元にはないのか」と憤った。そして、なんとＰＥＴを有する医療施設をつくってしまったのだ。半端な資金ではできないはずで、その行動力には驚かされた。

K氏の評価を待つまでもなく、PETは素晴らしい医療機器である。

まず、がんは確実に見つけることができる。

がんだけでなく、炎症性の病変も突き止めることができる。

がんだった場合、その後の治療方針を的確に決めるのに役立つ。

一口にがんと言っても、性質はさまざまだ。高分化型と呼ばれる悪性度の低いがんもあれば、ナリは小さくても凶悪ながんもある。

もし、CTなどで明らかに病巣が写っているのに、PETでブドウ糖の集積が少ないなら、前者のおとなしいがんと考えられる。

逆に、小さく写っているだけなのに、ブドウ糖が強く集積しているなら、悪性度が高いから副作用のきつい治療を選ばなければならない。

PETを用いれば、良悪の鑑別や悪性度合いまで判断ができる。上手に使うことで、さまざまな知見が得られるのがPETなのだ。

偶然にがんを発見される人たち

別人の五〇代男性も、K氏同様、最初は「PETなんて」と言っていた一人だ。しかし、その理由はK氏とは違う。彼は、「健康に興味がない」そうなのだ。

ときどき、こういう人がいて、彼らは「病院は行かないし、検査は受けない」ことを自慢げに話したりする。しかし、そこまで言う裏に、逆に強い関心を感じてしまうのは私だけだろうか。要するに、病院も検査も怖いので避けているだけなのではないかと思う。

はたして、この男性は、関心がないと言いつつも、私の勤めるクリニックでやっていた「体験検査」に参加した。そして、見事に結腸がんが見つかった。

まずはCTで撮影してみたが、患部は「腸が腫れている」くらいにしか見えない。ところが、PET画像では、はっきりとがんが写っていた。内視鏡で切除できるような早期がんでないことは一目でわかる。つまりは進行がんである。

健康に興味のなかったはずのこの男性は、大いに慌てることになった。自分の病状や治療法について強い関心を示し、腹腔鏡下の手術を選択し、やがて完治に持って行けた。

彼が完治したから、私もこうして冗談半分に書いていられる。もし、あのとき体験検査を受けていなければ、深刻なことになっていたはずだ。

体験検査を行うと、応募してきた人が一〇〇人いれば、そのうち約一〇人の割合でなにかしらの異常が見つかる。その人たちは「自分にはなにも悪いところはない」と思っている。思いたいだけなのかも知れないが、そう思い込んでいる。しかし、画像を見れば、そうでないことは明らかだ。画像は正直なのである。

悪化の原因は
リハビリにあり

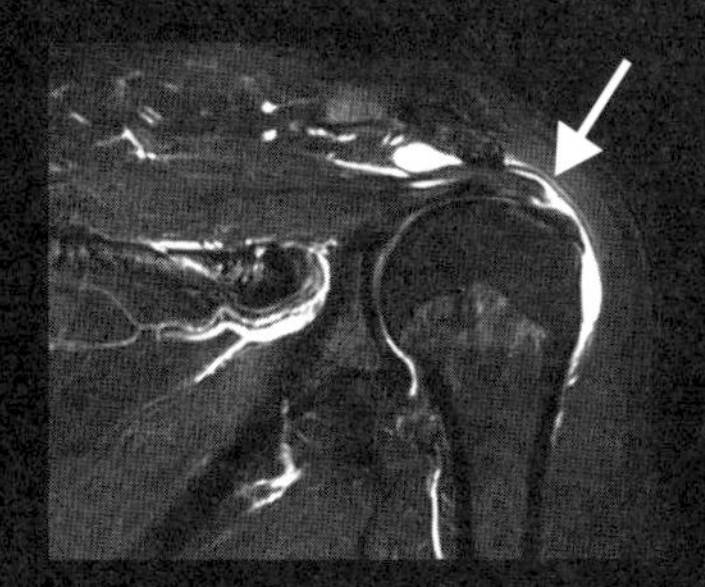

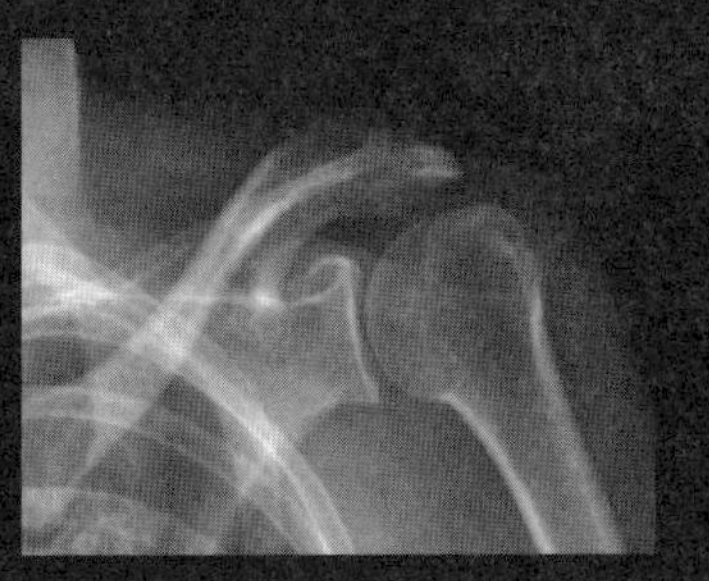

整形外科医のクリニックでは、レントゲンを撮影して、骨には異常がない＝何も異常がないとして、リハビリをさせられている患者さんもいる。しかし、関節は、骨以外に靱帯や軟骨などが存在しているので、外傷の場合、MRIを撮影しなければ正確な診断が困難である。レントゲン（右）では骨の異常はないが、MRI（左）では腱が切れて炎症を起こしているのが一目でわかる（白い部分）。

どうにもならない肩の痛み

「手が上がらなくなってしまって、髪を洗うこともできないのです」

目の前の女性が訴える。五〇歳になったばかりのLさんだ。

Lさんはスポーツウーマンで、約半年前にヨットレースに参加した。方向を変えようと高い位置のロープを掴み、引っ張ったときに左肩に激痛が走った。

レースはなんとか乗り切ったものの、どうにも痛みが引かない。市民病院の整形外科に駆け込んでレントゲンを撮ってもらったが骨に異常はないという。

ただ、痛みは続いているので、すすめられるままにブロック注射（痛みの部位の神経の近くに局所麻酔薬を注入する）を打ってもらったり、「プーリー」と呼ばれるリハビリをしてきたという。プーリーは、椅子に腰掛けた状態で、頭上の滑車に通したロープの両端の握り棒を持ち、両手を交互に上げ下げするリハビリ運動だ。

ところが、真面目にリハビリもこなしているのに、良くなるどころか、最近になって急激に悪化し、左腕はほとんど動かせなくなってしまった。

利き腕ではないが、左手が動かせないのはとてつもなく不便だ。着替えることはもちろん、たしかに洗髪も難しい。それになにより痛みがつらい。

話を聞いた段階で、骨ではなく腱や筋肉など軟部組織に障害が出ているのではないかと私には想像がついた。はたして、ＭＲＩで撮影してみると、Ｌさんの肩はとんでもないことになっていた。

リハビリで腱がズタズタに

まず、棘上筋腱という左肩の腱が、完全に断裂している。また、肩鎖関節の炎症、上腕二頭筋長頭腱炎など、あちこちの軟部組織が損傷し、組織周囲に水が溜まっているのがわかる。これでは痛いはずだ。

こんなにひどい状態で、無理に肩を上げ下げするリハビリを行えば、症状は悪化するばかりなのは目に見えている。治すためにせっせと行った半年間のリハビリで、Ｌさんは切れた腱の周囲にまで炎症を広げてしまったのだ。

もちろん、市民病院の担当医に悪意があったわけではない。ただ、レントゲンしか見ていないから、Ｌさんの肩に起きている重大事に気づけないのだ。

私はすぐに、腕のいい整形外科医を紹介し、Ｌさんは関節鏡視下手術で切れた腱をつなぐことができた。

関節鏡視下手術とは、関節の周囲に数か所小さな穴を開け、そこから関節の中を還流液（組織の洗浄、形態保持に用いる液体）で満たした後、高性能の小型カメラを備えた内視鏡を挿入し、関節部位を視認しながら損傷部位を修復するものだ。

従来の手術では、大きく切開して肩関節を外すことが必要だったが、関節鏡視下で行ったため、Ｌさんの負担も少なく、痕跡もほぼ残らずに済んだ。

もし、ＭＲＩを撮らずにずっと市民病院でリハビリを続けていたら、さらに状況はひどいことになっていただろう。

因果関係を証明するのは案外難しい

Ｌさんのように、とんでもない目に遭っているケースは、掃いて捨てるほどある。それでも、Ｌさんの場合は自分で起こした怪我だ。これが、相手がある交通事故で、保障問題も絡んでくるとなれば、なおのこと「とんでもない目に遭った」では済ませるわけにはいかない。

バイクで走行中に交通事故に遭った、三〇代の男性がまさにそれである。

相手方車両が右折時に確認を怠ったために、直進してきた男性が巻き込まれバイクごと転倒した。男性に過失がないことは明らかだった。

運び込まれた病院でのレントゲンで骨折はなく、擦過傷程度の軽症と診断された。しかし、その後、左肩の痛みと肩関節の可動域の減少を訴え、私が勤めるクリニックを受診。MRIで確認すると、血腫・水腫が認められた。

さらに半年後のMRIでは、血腫・水腫は消滅している。事故から時間が経過したことで自然治癒に向かっていることを示しているが、治ればいいという話ではない。

その間、男性の仕事にかなりの支障が出ている。もちろん、治療費もかかっている。事故との因果関係を示して賠償金を取りたいところだが、それが案外、難しいのだ。

自分を守るために不可欠なこと

これら事例が示すように、レントゲンしか撮らずにいれば、靭帯、筋肉、腱などの軟部組織が損傷されていることはわからない。後で、軟部組織損傷による障害が出てきても、事故との因果関係が証明しにくく紛争も起きる。

また、もし後から骨折が見つかったとしても、レントゲンではその受傷時期を判定することは難しい。

たとえば、骨粗鬆症が進んだ高齢女性には、背骨の圧迫骨折が多い。こういう人が事故に遭ったときにレントゲンを撮れば、圧迫骨折があるのはわかる。しかし、その圧迫骨折がすでにあったものなのか、事故によって引き起こされたのかは断定できない。

一方、ＭＲＩを撮れば時期が推測できる。というのも、急性期の骨折部位は水っぽく、慢性期にはそれが脂肪に変わる。このため、ＭＲＩが出す信号が違うので、時期の推定が可能なのだ。

だから、事故に遭ったときや、肩、膝、腰、首など軟部組織に支えられている部位に怪我を負ったときには、レントゲンだけでなくＭＲＩによる撮影をしておくことが必須だ。

交通事故の場合、今の自動車保険には、たいてい弁護士特約が付いている。私たちの啓蒙活動によって、事故に遭ったら必ずＭＲＩを撮るべきだと理解している弁護士も多いから、「早くＭＲＩを撮っておいてください」と言ってくるだろう。

しかし、Ｌさんのような場合、そうした助けが期待できず、一人でいろいろ判断しなければならない。

そういうときのために、「事故や怪我には、早期にＭＲＩ」と覚えておいて欲しい。病院で「撮ってください」と言えばいいだけだから、遠慮はいらない。

整形外科でうまく治らない方や交通事故で困っている方は、セカンドオピニオンを受けることをお勧めしたい。

画像診断医は、整形外科医や婦人科医の業界と違う観点から病気を評価するし、それぞれの専門家を知っているので、最適な治療を提供できる可能性が高い。

交通事故の後遺症で悩まれている方は、費用の問題や保険会社との交渉もある。私たちはこのような相談にも乗っている。

痣はなくても画像は知っている

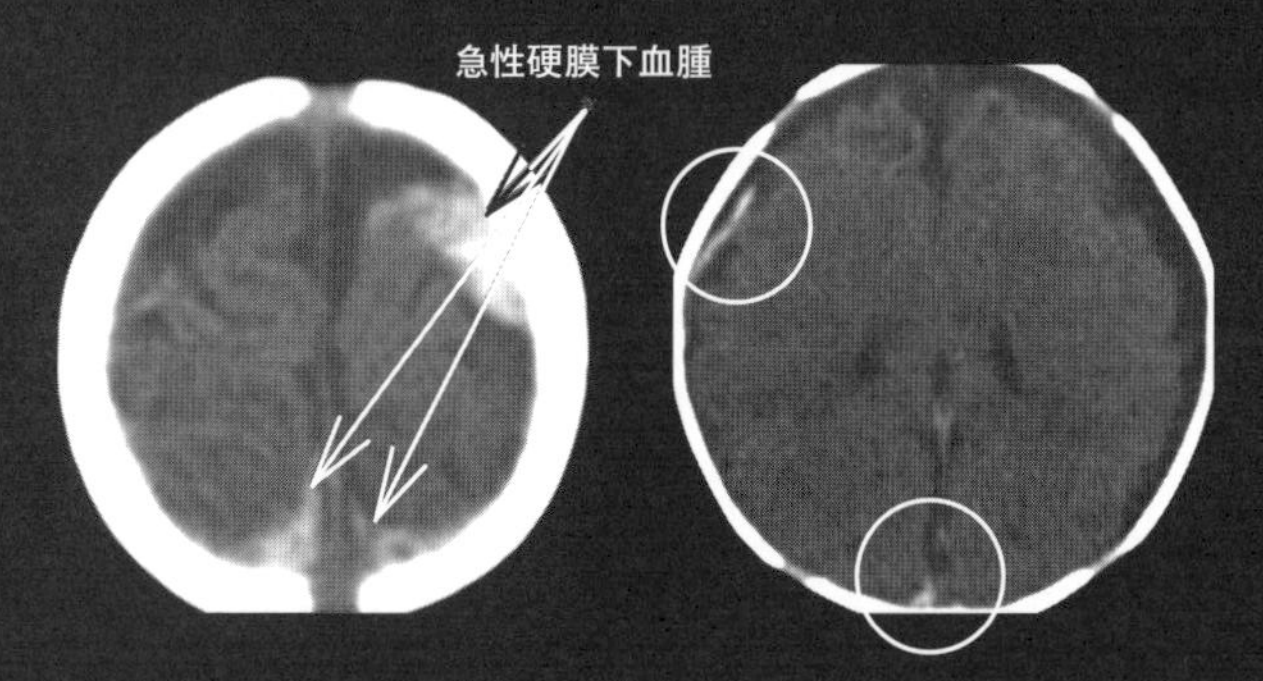

左がＣＴ、右がＭＲＩの画像。左の画像の矢印部分と右の画像の○部分に急性硬膜下血腫が認められる。幼児虐待の画像診断は、ｓｈａｋｅｎ ｂａｂｙ ｓｙｎｄｒｏｍｅのように新旧混在する脳内病変であることが多い。幼児虐待を疑ったら、ＭＲＩを実施するべきである。

蘇生するも障害を負った女児

地方都市の新興住宅地で、まだ生後二カ月の女児が嘔吐を繰り返し、救急搬送された。八月のある夕方のことだ。

運び込まれた病院では、女児が急性硬膜下血腫を起こしていると診断、入院させた。その後、状態が悪化し心肺停止に陥ったものの、なんとか蘇生。しかし、心肺停止があったため、低酸素脳症による後遺症が残ってしまった。

認知機能の低下、手足の麻痺、けいれんなど、今後の生育過程で大きなハンデとなる深刻な障害を負ってしまったのだ。

急性硬膜下出血は、頭蓋骨の下にある硬膜と脳の間に出血が起こるもので、そこに急速に溜まった血液が脳を圧迫する。その影響で、女児は嘔吐を繰り返したと思われる。

急性硬膜下出血の原因は、頭部に大きな力がかかる外傷がほとんどだ。まだ二カ月の女児が、自らそんな外傷を負うことは難しいため、病院は虐待を疑って警察に通報。母親Mさんが逮捕された。

ただ、女児には、痣や骨折など虐待を疑われる身体的特徴は見当たらなかった。そこで、Mさんの弁護士を通し、女児の急性硬膜下出血がMさんの虐待によるものであるか、専門的な鑑定が私に求められた。

「両側に損傷」は外傷性の特徴

鑑定依頼があったのは、女児が搬送されてからほぼ一年後のことである。私の手元には、その病院で当時、何度か撮影された画像が届けられた。

まず、はっきりわかるのが、左前頭側頭部と両側後頭葉に急性硬膜下血腫が見られることだ。白く写っている部分がそれである。

このように、脳の離れた対面側にもペアで損傷が見られるのは、外傷性障害の特徴だ。そのメカニズムを、身近な例を用いて説明しよう。

固いステンレスのボウルに水を張り、そこに豆腐を入れたと想像して欲しい。ボウルが頭蓋骨で豆腐が脳だ。

ボウルの片側を強く叩くなど衝撃を加えると、その付近の豆腐が少し崩れる。と同時に、豆腐が押され、ボウルの向こう側にぶつかった部分も少し崩れる。

つまり、直接に衝撃を受けた部分と、その反対側の両方が損傷される。それぞれ、専門用語で直撃損傷（coup-injury）、反衝損傷（contrq-coup-injury）と呼び、外傷性障害を強く疑う決め手となる。

この女児の画像を見たときに、まず考えられるパターンは、後頭部を強くどこかへぶつけた直撃損傷として両側後頭葉に、反衝損傷として左前頭側頭部にも血腫ができたというものである。

そして、ぶつけなくても揺さぶるだけで同様のことは起きる。ボウルに入れた豆腐の場合も、揺さぶるだけで直撃損傷と反衝損傷が生じる。

乳幼児揺さぶられ症候群の疑い

画像を見て私は、女児が「乳幼児揺さぶられ症候群（shaken baby syndrome）」だったと疑われるという診断を下した。

乳幼児は頸部の筋肉が未発達のために、激しく揺さぶられると脳が衝撃を受けやすい。この女児のように、脳の損傷による重大な障害を負ったり、場合によっては命を落とすこともある。

ただし、乳幼児揺さぶられ症候群は、故意の虐待により生じるとは限らず、月齢にそぐわない育児や遊び、とっさの行動などでも起こり得る。私には、女児の脳に乳幼児揺さぶられ症候群の痕跡が見られることははっきりとわかったが、それが故意のものだったかどうかまで勝手に推測することはできない。

同時に鑑定した胸部や腹部の画像には異常所見はなかったし、頭蓋骨にも骨折痕は見られなかった。だから、虐待ではなく、Mさんに乳幼児の頸部についての認識が欠けていただけなのかも知れない。

しかし、女児にとってつらい状況が続いていたのは間違いない。

別のMRI画像では、女児の脳に、新旧混在する形で両側に硬膜下血腫が起きているのが見て取れる。つまり、女児は、脳に血腫が生じるような状態に、たびたび置かれていたということだ。

では、なぜ新旧混在しているとわかるのか。

時間経過に伴って血液中のヘモグロビンは酸化されていくため、古い出血と新しい出血は違う信号で捉えることができる。その信号が、この画像には入り交じっているのだ。

コンタクトスポーツに注意

この女児のように、繰り返し脳に小さな損傷を起こしているという事態は、大人にも充分に生じ得る。とくに、激しくぶつかり合うコンタクトスポーツの選手に顕著である。

アメリカンフットボール、ラグビー、ボクシングといったスポーツでは、脳震盪など軽い頭部外傷はしょっちゅう起きる。そのときはすぐに回復しても、何度も繰り返すうちにCTE（慢性外傷性脳症）という進行性の疾患を患うことがよくある。たいてい、引退してずいぶん経ってからの発症である。

CTEを発症すると、抑うつや攻撃性などの精神症状を呈したり、認知機能が低下したりするが、治しようはなく進行していくばかりとなる。

アメリカンフットボールの選手の死後、献体された脳を調べたところ、その九割にCTEが見つかったという報告もある。

CTEの診断にも、PETが有効だ。CTやMRIでは脳に軽度の萎縮があることくらいしかわからないが、ＰＥＴで糖の代謝を見れば、より正確な状況が把握できる。

発症後の長い人生を考えたときに、正しい診断を受けておくことは大きな意味を持つだろう。

虐待をあらゆる角度から防ぐには

このように、鍛え抜かれたプロのスポーツ選手ですら、ＣＴＥを患ってしまうことがあるのだ。まだ、体ができていない乳幼児の頭部を揺さぶれば、どれほど危険か誰でも想像できるはずだ。

痣や骨折が見られれば明らかに虐待が疑われるが、そうした身体所見がない場合、「あやそうとして揺すった」と親が主張すれば、それを否定するのは難しい。

ただ、その後死亡したり、予後に問題が見られる例も多いから、私たちすべての大人が、乳幼児揺さぶられ症候群にもっと関心を持たねばならない。

小児保健研究の専門家たちが、乳幼児揺さぶられ症候群について集めたデータがある。

それによると、乳幼児揺さぶられ症候群で病院に搬送されるときの主訴としては、けいれん、意識障害、心肺停止などが多いそうだ。そして、特筆すべきは、すべての案件で硬膜下出血が起きているということだ。

乳幼児を揺さぶれば、簡単に硬膜下出血が起きると考えたほうがいい。乳幼児の扱いは極めて慎重にすべきで、揺さぶったりしてはいけないのだ。

高次脳機能障害を抱えて生きる

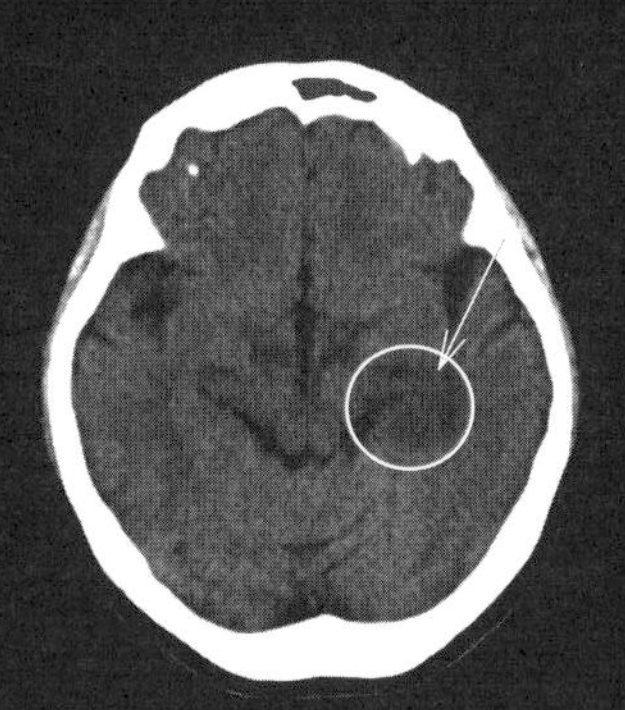
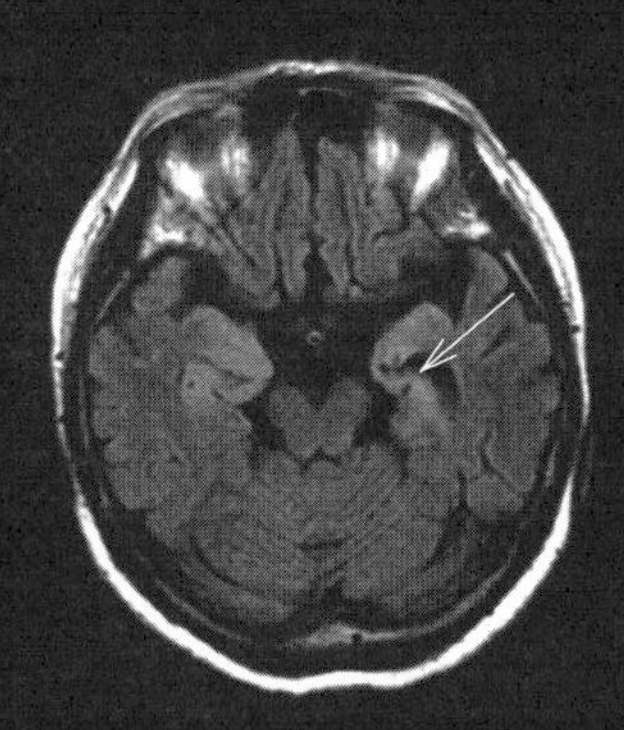

左がCT、右がMRIの画像。左側頭葉内側の海馬に脳挫傷を認める。外傷性の海馬損傷で、高次脳機能障害の症状を発現した。

急に人が変わってしまった

「お父さんが変わってしまった」

夫を愛する妻の嘆きは大変なものだった。

六〇代の男性N氏は、毎朝、妻と一緒に犬の散歩をするのを日課としており、夫婦仲良く穏やかな日々を送っていた。

もともと、コミュニケーション能力が高いN氏は、退職後も町内会の会長として地域活動に力を入れ、その献身的な姿は多くの尊敬を集めていた。

そんなN氏が、交通事故に遭ったのを機に、すっかり変わってしまった。とはいえ、四肢を失ったとか、寝たきりになったというのではない。人が変わってしまったのだ。

事故の傷は癒えたはずなのに、N氏の活動量は激減した。元気も自信もなくしたかのようで、あれほど好きだった犬の散歩にも行かなくなった。そんな夫を見て、妻は最初、事故に遭ったことがよほどショックだったのだろうと見守っていた。

ところが、自宅のポストの開け方がわからなくなったり、鏡に向かって話しかけるなど、おかしな行動が増えてきた。だから、一時期、妻は認知症を疑った。

結論から言うと、N氏は、交通事故で頭部を損傷したことが原因で、「高次脳機能障害」に陥っていた。しかし、搬送された病院ではそんな指摘は受けなかったし、医療に素人の妻にわかるはずもなかったのだ。

どんどん進む認知障害

N氏の事故は、交差点の横断歩道を横断中に、左折してきた車にはねられるというものだった。二〇一〇年七月中旬のことだ。

はねられて路上に転倒したN氏は、意識障害を起こしており、外傷もあったため、近くの整形外科に搬送された。ここではCT撮影を行い、「頸椎捻挫、左肩打撲、腰椎捻挫、頭部打撲、その他擦過傷損傷」という診断がなされている。

N氏は通院でリハビリ治療を続け、外傷が軽快していることは妻の目にもわかった。しかし、反比例するように精神状態が悪化していった。

当初は元気がない程度だったのが、いよいよ近所の人も心配するほど様子がおかしくなり、妻は、事故から三カ月後、「あの事故と関係があるのではないか」と考え、別の医療機関にN氏を連れて行った。

そこでもCTが撮られたものの、一人目の医師は異常を発見できなかった。二人目の医師がようやく異常に気づき、MRIを撮っている。しかし、すでに事故から時間が経過しているために、N氏に起きている症状と事故との因果関係は掴めずにいた。

そして、事故から約四年後、ますます悪化する事態に苦しみ抜いて、ようやく私のところにやって来た。そのときには、N氏は一日に二〇回以上のけいれんを起こすようになっており、たびたび意識障害を起こし、認知能力もひどく落ちていた。

妻の顔はわからなくなり、自分のことを幼児だと思い込み、そのように振る舞うようにすらなっていたのだ。

PETでわかった高次脳機能障害

妻が持参したそれまでの画像を見てみると、左側頭葉内側に萎縮があるのがわかった。しかし、それ以上の細かいことはわからない。

そこで、ＰＥＴで撮影すると、左海馬内側と右小脳半球に脳挫傷の影響がはっきり見て取れた。おそらく、Ｎ氏は左後頭部を打撲し、反衝損傷（22ページ、１０４ページ参照）として、右側の脳も損傷されたのだ。外傷性脳障害の典型である。

事故当時の記録には「左肩に擦過傷」があったことがわかっているから、左後頭部を打ったという仮説はつじつまが合う。

つまり、交通事故で脳を損傷し、高次脳機能障害を起こしたことが、Ｎ氏が変わってしまった原因と考えられた。

私の説明に、ようやく納得がいった様子の妻であったが、それでＮ氏が元に戻るわけではない。

見た目はハツラツとした若者の重い障害

もう一人、二〇歳になったばかりの男性の例を紹介しよう。

この男性は、大学在学中に交通事故に遭って頭を打った。当時のＣＴ撮影で左後頭葉に外傷性くも膜下出血があることは認められたものの、時間の経過とともにその出血部は治癒し、手足に受けた擦過傷などもすっかり治った。

だから、若い彼は「もう大丈夫」と思った。

ところが、大学に復帰すると、どうもおかしい。集中力が続かず、ものが覚えられない。結局、勉強にならず大学は中退することになった。

その後も、日常生活で新しいことが覚えられないという不便が続き、アルバイトさえままならない状態で私のところへやって来た。

見た目には、とても健康そうな若者だ。しかし、脳のＰＥＴを撮ってみると、高次脳機能障害の疑いが強くなった。

右海馬付近と左楔前部に、ブドウ糖の取り込みが悪い（糖代謝が落ちている）箇所が見られる。左後頭葉に外傷性くも膜下出血があったことから考えて、右海馬の障害は、反衝損傷による変化で間違いないだろう。

これまた、外傷性脳障害の典型で、気の毒なことに交通事故の後遺症として高次脳機能障害が起きているのだ。

このように、ＣＴやＭＲＩではわからなくとも、ＰＥＴを撮れば見つかる脳の異常はたくさんある。とくに、高次脳機能障害は、ＣＴやＭＲＩではほとんどわからない。

そうしたことを弁護士も知らないため、交通事故に遭って自動車保険の弁護士特約を活用したにもかかわらず、「後遺症なし」と診断され、高次脳機能障害を抱えて生きている人たちがたくさんいる。

もし、なにか覚えがあるなら、一度ＰＥＴで脳を撮影し、経験豊富な放射線科医に画像診断を求めることをすすめる。

ただし、高次脳機能障害を診断する国の基準は極めてわかりにくく、たとえ賠償金を勝ち得ても、それはふざけているのかと思うほど安い。

まだまだ正しく理解されていないのが、高次脳機能障害という疾患なのだ。

あやうく声を失うところだった

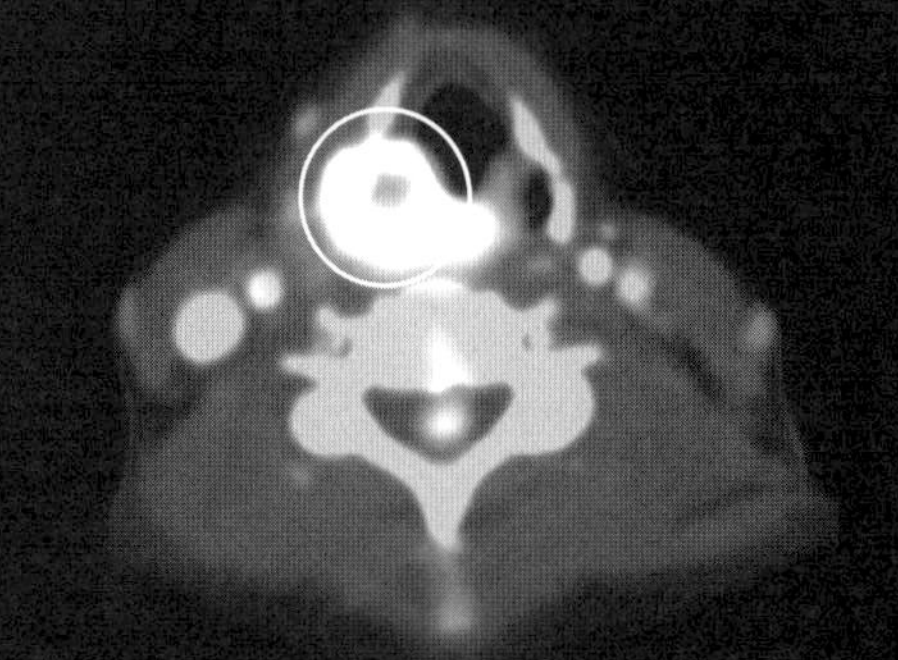

喉頭がんは、通常は耳鼻咽喉科の診療対象となる。耳鼻咽喉科では内視鏡検査を実施するが、反射が強い人の場合は十分に観察できないために診断が遅れることがある。このケースも、内視鏡検査では病変を発見できなかったが、PET／CTを撮影すると病変がはっきり写っている（○で囲んだ白い部分）。

突然のがん宣告

四〇代の女性Oさんが、必死の表情で私のところへやって来た。下咽頭がんを発見された大学病院で、「声帯を摘出しないと命の保証はしない」と言われたのだという。

Oさんは、教育資材を扱う会社の営業部門で働き、優秀な成績を残している。顧客対応が得意な明るい性格のOさんにとってその仕事は、経済的な理由よりも生き甲斐として必要不可欠であった。

しかし、声帯を取ってしまっては話すことができなくなる。なんとかならないかと、私にセカンドオピニオンを求めたのだ。

Oさんが大学病院から預かってきたのは、CT画像だけだった。正しい診断を下すためには、それではとても足りない。私は、PETも併せて撮影した。

実際のPETはカラーだからより鮮明で、下咽頭という非常に狭いところに明らかにがんが写っている。CTでもわかるのだが、慣れていない医師であれば見落とすかも知れない。

がんの存在が疑われるようなときには、CTやMRIだけでなく、PETもプラスして見ていくことが推奨される。それによって、より早く、各検査機器の得意・不得意を補い合い、より正確な診断が下せ、より適切な治療に入れるからだ。

そこまで考えていたかどうかはわからないが、CTを撮っただけで声帯全摘を宣告してきた大学病院に対し、Oさんはすぐに「うん」と言わずに私のところに来てくれた。結果、声帯は残したまま、つまり声を失うことなく完治させることができた。今は復職して元気に活躍されている。

内視鏡で見えなければがんはない？

具体的な治療法については後述するとして、ここに至るまでの間、Oさんが辿った経過を見てみよう。

そもそも、Oさんが最初に異変を感じたのは一年半も前のことだ。風邪を引いたのでもないのに急に声がかすれた。仕事でしゃべりにくいのは不便だから、すぐに近所の耳鼻咽喉科を受診した。そのときの医師は、内視鏡で喉頭付近を観察し、「異常なし」と告げている。

しかし、なかなか症状の改善が見られないので、少し大きな市民病院を受診。そこでも耳鼻咽喉科の診察を受けたが異常なしであった。

Oさんは、市民病院から紹介されたボイスクリニックに通い、ボイストレーニングを受けると同時に、鼻からファイバースコープを入れるなどして喉頭付近を見てもらっているが、相変わらずなにも指摘されなかった。

ずっと不調を訴え続けるOさんに、市民病院が大学病院を紹介し、そこでようやく喉頭がんだと判明した。実に、一年半もの月日をムダに過ごしてしまったわけだ。

どうして、そんなことになったのか。耳鼻咽喉科の医師は、患者の患部を内視鏡で見ることに慣れている。彼らにとって、内視鏡こそが「すべてを見渡せる」検査なのだ。だから、内視鏡で見えないならば、がんはないと判断する。

もう一度、画像を見てみよう。◯で囲んだ部分の右上の黒く写っている部分が気道だ。耳鼻咽喉科の医師はここに内視鏡を通して内側を見ているだけだ。そのすぐ近くにがんはあったのに、内視鏡では見えないから、ずっと「異常なし」と言い続けた。その間に、がんは育ち続けたのである。

外科医は取りたがる

私のところへやってきたとき、Oさんのがんは T2というステージだった。リンパ節に腫れは見られない。この段階では、手術で全摘しても、切らずに放射線と化学療法で治療しても、成績は変わらないというデータがある。

私は、「いざとなったら手術しましょう」という前提で、放射線と化学療法の組み合わせを提案した。そして、Oさんのがんは完治した。

もし、大学病院の言うままにしていたら、Oさんは四〇代にして声を失い、仕事はもちろん、子育てなど日常生活にもかなりのハンデを負ったことだろう。

とくに、喉頭がんや咽頭がんなど「頭頸部」のがんは、放射線の効きが良いことがわかっている。外科手術と治療成績に変わりがないとしたら、できる限り機能を残したほうがいいのは言うまでもない。

もしも、あなたがなんらかの手術をすすめられたなら、生活上の大切な機能を失う前に、一度、放射線科専門医にセカンドオピニオンを求める価値は充分にある。

もちろん、放射線治療にも多少の苦痛は伴う。Oさんの場合、治療中は食事が摂れなくなるため、一時的に胃瘻を設置した（治療後、食事が摂れることを確認して外した）。また、虫歯などは抜歯することが多い。

このような大変さはあっても、治療が終われば以前と変わりなく過ごせる。手術で取ってしまえば元には戻らないから、どうか冷静に熟考して欲しい。

男性も「子宮頸がんワクチン」を

実は今、咽頭がんや喉頭がんなど喉の周辺のがんが、三〇〜四〇代の女性に増えている。男性が少ないというわけではない。これまで圧倒的に男性に多かったのが、女性もかかるようになってきているということだ。しかも、年代が若い。

これには明確な理由がある。

咽頭がんや喉頭がんの多くが、かつてはタバコやアルコールが主な原因であったが、最近は「HPV（ヒトパピローマウイルス）」の感染も増えている。HPVの感染が原因の疾患を「HPV関連疾患」と呼ぶが、咽頭がんや喉頭がんもそこに含まれる。

ＨＰＶは子宮頸がんの原因ウイルスとして知られる。しかし、悪さをする部位は子宮頸部に限らない。性交渉を介して喉にも感染するし、肛門周辺やペニスにも感染して性感染症やがんなどの病気を生じさせる。

ＨＰＶ関連のがんは、高齢者よりもむしろ、性活動が盛んな若い世代に多い。そして、セックスがオープンになってきた時代において、基本的に男女差はない。ゆえに、三〇～四〇代の女性の増加も当然のことなのだ。

もちろん、ＨＰＶに感染したからといって、必ずがんにかかるわけではない。実際に、自覚はなくても感染していて、女性の八〇パーセントが自己の免疫で自然排除する。

しかし、感染しなければリスクはなくなる。そのために、性経験を持つ前の若い頃にＨＰＶワクチンを接種しておく意義があるのだ。いや、いくつになってからでも遅くない。希望すれば、婦人科でＨＰＶに感染しているかどうかの検査もできる。検査して非感染であったら、老若男女問わず接種する価値がある。それによって、ほぼ全身のＨＰＶ関連疾患から身を守れるはずだ。

ところが、日本では「子宮頸がんワクチン」という捉えられ方をしているために、女性が対象だと思っている人が多い。咽頭や喉頭はもちろん、肛門周辺など、ＨＰＶを原因とするがんは男性にも生じる。そしてイボのようなブツブツのできる尖圭コンジローマという性病にもなる。だから、男性もＨＰＶに感染する前にワクチンを打ったほうがいい。

実際に、ドイツやオーストラリアなど諸外国では、男女を対象にワクチン接種が行われている。

ＨＰＶ関連のがんは、ほかのがんより予後がいいという特徴があるから、いたずらに怖がることはない。

とはいえ、放置していれば命を失う。非感染者はワクチン接種を、感染しているならしっかり定期的な診察を受け、もしがん化した場合にはすぐに治療に入ることだ。そして、早期発見には、さまざまな画像を組み合わせて見ていくことが重要なのである。

四通の遺言書

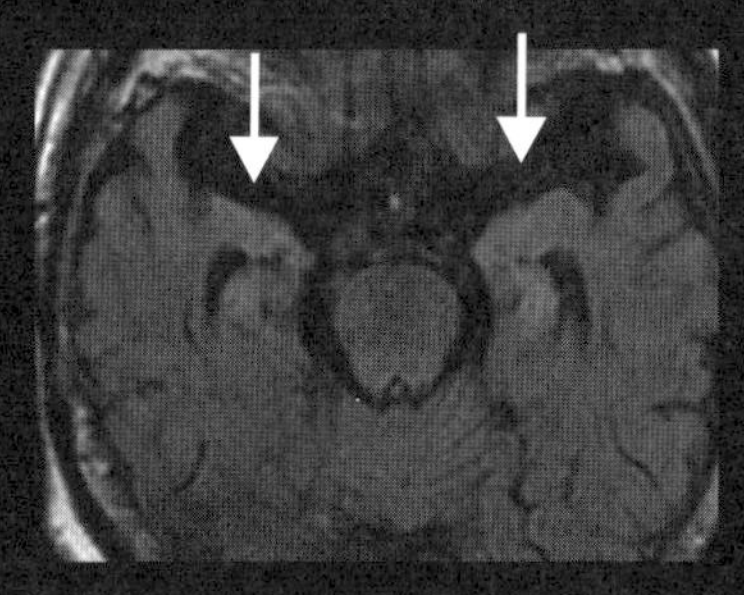

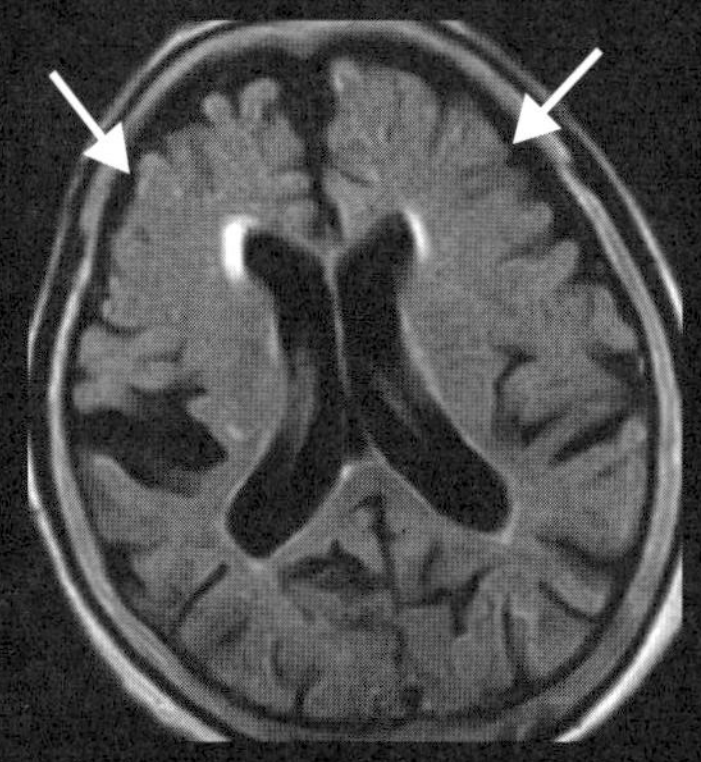

遺言書を書いたとされる女性の脳のＭＲＩ画像。認知症の画像診断は、脳の萎縮や海馬の萎縮を丹念に見ていく必要がある。左が海馬の萎縮、右が大脳皮質の萎縮を示している。

引きを切らない相続案件

私のところに画像診断の依頼が来る案件で、結構多いのが相続に関するものだ。言うまでもなく、相続は身内の問題だ。かつては仲が良かったはずの兄弟姉妹が、親の遺産をめぐって争う事例を私はたくさん見てきた。

なんでも、相続で揉めるのは、お金持ちに限らないそうだ。むしろ、一千万円から三千万円くらいの資産を親が有していたときに、こじれることが多いようだ。

なかには、五〇〇〇万円を争って兄弟が裁判を起こし、それぞれの弁護士費用を合計すると五〇〇〇万円を超えてしまったという話も聞く。実の兄弟姉妹だからこそ譲れないのだ。

もっとも、私は法律の専門家ではないから、誰にどう財産を配分するかなどということには関与しない。私の役割は、被相続人の脳の画像を見て当時の認知能力を推測し、「その遺言書は判断能力がある状態で書かれたか否か」を判断することだ。

そういう仕事がたびたび回って来るという事実は、認知能力が怪しくなった親の状況を利用し、自分に有利な遺言書を残させようと考える人間が、この世にはそれなりにいるということを示している。
それを裏付けるように、依頼された脳の画像鑑定を行うと、進行した認知症が見つかることが多々ある。

脳ドックに残された証拠画像

二〇一七年に九〇代で亡くなった女性、Pさんもその一人だ。背景は後ほど詳述するが、Pさんが書いたとされる遺言書について子どもたちの間で裁判となり、原告の弁護人が私に依頼に来たのだ。

Pさんは大変な資産家で、相続で子どもたちが争うことを心配しており、余裕があったのか以前より自ら脳ドックを受けていた。弁護士がその脳ドックを受診したクリニックから借りて、私のところに資料として持ってきたのが冒頭の画像である。

それを精査すると、二〇〇九年の八〇代の段階で、すでに海馬の萎縮が見られる。しかし、脳ドックで見るのは主に動脈瘤などの脳血管障害であることから、この年は「異常なし」の診断をPさんは受けたようだ。

それが、二〇一〇年、二〇一一年、二〇一二年と経過するにつれ、経時的変化で画像を見ていくと、海馬の萎縮は進行し、さらに、びまん性萎縮もひどくなっている。びまん性とは、病巣が比較的均等に広範囲に広がっていくことを指す。つまり、Ｐさんの脳全体に萎縮が進んでいると思ってもらえばいい。画像を追うと、黒く写る空洞が広がっているのがわかるだろう。それが脳の萎縮だ。

このように、二〇〇九年から二〇一二年まではＭＲＩ画像があるのだが、二〇一三年からは途切れている。もしかすると、認知症が進んでＭＲＩ撮影ができなくなったのかも知れない。ＭＲＩでは、大きな機器のドーム状の中で横たわり、動かずにじっとしていることが求められる。脳だけ撮るのでも五分はかかるから、認知症が進行すれば静止できない、また、医療事故になる可能性もあって撮影は難しい。

いずれにしても、これら「時期」は重要なので覚えておいて欲しい。

揉めに揉めた構図

Ｐさんには、法定相続人となる対象が六人いた。

長女、次女、三女、四女、五女、そして長女の夫である。長女の夫は、長女と結婚すると同時にPさん夫妻の養子になっている。本来、長女の夫というだけでは相続権はないが、養子になればほかの子どもと同様の権利が生じる。このあたりからして、長女夫婦はやや不自然な動きを見せていたのかもしれない。

裁判の原告は三女と五女、被告は長女とその夫である。三女と五女は、長女に有利に書かれた遺言書の無効判断を求めて裁判を起こしたのだ。

では、次女と四女はどうしたのだろうか。実は、この二人は相続放棄している。

Pさんの資産は一五億円を上回っていたので、普通に相続人で分ければ、一人三億円近い額を相続することになる。それを放棄するのだから、よほどのことがあるのだろう。

実際に、よほどのことがあったようだ。

Pさんの夫は介護が必要だったが、長女夫婦は一切それに参加しなかった。そして、二〇〇七年にPさんの夫が亡くなったときには、さらに非協力的だった。

相続税は、被相続人が死亡してから一〇カ月以内に納めなければならない。ということは、それまでに遺産分割協議は終えていないとならない。

ところが、このとき長女夫婦は遺産分割協議に参加せず、かといって権利を放棄するわけでもなかった。相続税の延納申請にさえ同意しなかったため、Ｐさんは国税局から預金を差し押さえられるなど屈辱的な目に遭い深く傷ついた。

なにより、身勝手な長女の態度は許しがたく、このとき以来、Ｐさんと長女は疎遠になった。ほかの姉妹たちも、長女夫婦の行動に強く不満を持ったという。

こういう下地があったから、次女と四女は今回、関わることを避けたのだろう。おそらく、ほとほと嫌気がさしたのではないかと思われる。

何通もの怪しい遺言書

では、具体的にどんな遺言書だったのだろうか。

なんと、二〇一四年から亡くなった年の二〇一七年まで、毎年一通ずつ合計四通の遺言書が残されている。

このうち、二〇一六年と二〇一七年のものについては、裁判所から早々に「効力なし」の判断が下された。続いて最後まで争われたのが、二〇一四年と二〇一五年のものだ。

二〇一四年のものは、ほぼほとんどがひらがなで、二〇一五年のものは、ほとんどがカタカナで記されている。どちらも文面は大変に稚拙で、「すべての財産を長女に相続させる」という内容となっている。

筆跡はPさんのもので間違いないようだが、はたして、それを自主的に書いたのかという疑問が残る。なにもわからない状態で、長女に書かされたのではないかと、三女と五女は疑っているわけだ。

というのも、Pさんは、二〇〇九年頃から引きこもりがちになり、二〇一〇年には切符が買えないなど認知能力に問題が生じ始めている。二〇一一年には、鍋を焦がす、風呂の沸かし方がわからない、尿便失禁をするといった症状を呈している。しかし、この間、長女はPさんと疎遠になっており、そうした状態を目にしていない。

ただ、Pさんが交通事故にあったことをきっかけに、長女もPさんの近くに住んでいたことから顔を合わせることになる。二〇一三年に長女とPさんが関係修復を図り、そして、翌二〇一四年には遺言書が書かれているのだ。三女と五女の抱く疑念も当然と言えるだろう。

下された審判

最初の遺言書を書いたとされる二〇一四年には、Ｐさんは自分の写真が認識できず、夫が亡くなったこともわからなくなり、トイレの場所も忘れてしまい、汚れた下着をあちこちに置き去りにしている。

さらに、その数年前から、ＭＲＩ画像では認知症の痕跡が明らかに見て取れる。

こうしたことから私は、遺言書が書かれたのは充分な判断能力を有していない状況下によるものだという意見書を提出した。

Ｐさんの主治医も、二〇一二年の段階で「長谷川式スケール」を用いたテストでアルツハイマー型認知症と診断を下したと証言している。

一方で、被告である長女側は、遺言書を作成するに足るだけの判断能力を有していたという別の医師の意見書を出してきた。

結果は原告側の勝利だった。

いずれの遺言書も、漢字を書く能力すら減退していることを示している。

そもそも、家族の融和を願っていたPさんが、すべてを長女に相続させるなど、ほかの子どもたちと揉めるようなことをあえてするとは考えがたい。

こうした状況に加え、日常生活に現れている症状や、画像で客観的に読み取れる進行度合いなど、Pさんに重度の認知症が存在することを認め、裁判所は、二〇一四年と二〇一五年の遺言書ともに無効であるという判決を下したのである。

公正証書があっても揉める

Pさんのケースがここまでこじれたのは、残された遺言書が公正証書ではなく手書きであったことも大きい。

とはいえ、公正証書があっても裁判に持ち込まれるケースは少なくない。私もいくつか、そうした案件を扱った。

ある三兄弟が、父親の遺産をめぐって揉めた。もともと、実業家で複数の会社を経営していた父の仕事をそれぞれが継いでおり、その頃から小さな諍いがあったようだ。

父親は、三兄弟のうちの一人を指名して「全財産を相続させる」という公正証書を残していた。その一人は長男というわけではなく、仕事の能力を見込んだらしい。

あとの二人はそれを知らず、いざ父親が亡くなったときに見せられて大きなショックを受けることになった。怒りのあまり裁判に持ち込んだが、その訴えは却下された。

公正証書は強い法的効力を持っており、裁判に持ち込んでも覆ることはほとんどない。逆に、公正証書にさえしておけば、端から見た状況がちょっと怪しくても負けることは少ない。だから、もしかしたら、認知能力が落ちている被相続人に、強引に公正証書をつくらせようと考える人もいるかも知れない。

そうしたことを疑って、脳の画像診断を依頼してくる人がいるのは事実だ。

ただ、どういうケースであろうと、私は画像が語る真実と向き合うのみだ。なんらかの状況を勘案して、どちらかにひいき目な判断を下すことは許されない。

もちろん、裁判所はさまざまな状況証拠も採用する。そのため、私が提出した報告書とは違う結果になることもある。そういうときであっても、やはり画像は変わることなく、真実を語っていると私には思えるのだ。

糖尿病なら
画像診断を定期的に

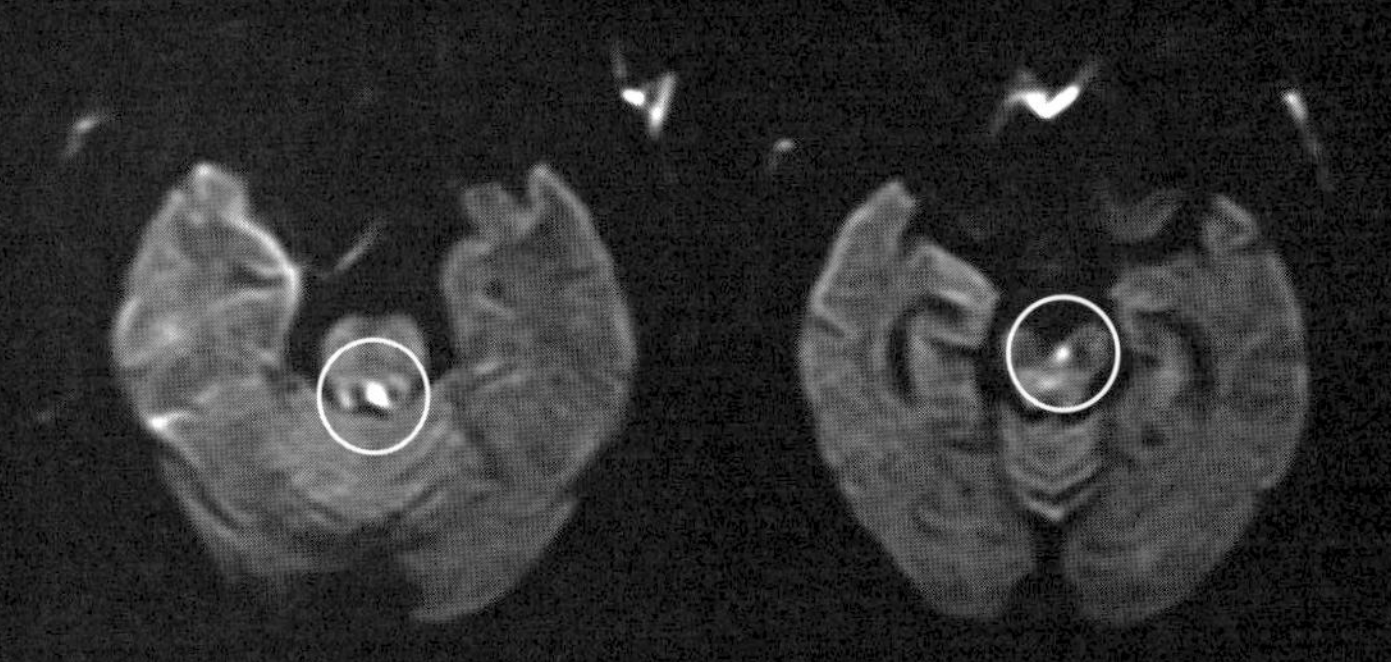

左眼球障害を訴えたため、糖尿病の専門医は糖尿病性ニューロパチーという診断で、ステロイドのパルス治療をしながら、インシュリン治療を実施していた。しかしＭＲＩでは、急性期の脳幹部梗塞が明らかあり、脳梗塞の治療に切り替えて完治した症例である。

激増している糖尿病

糖尿病は世界中で激増しているが、日本も例外ではない。「糖尿病が強く疑われる人」と「糖尿病の可能性が否定できない人」を合わせれば、二〇〇〇万人を楽々超える。日本の全人口と比較してみると恐ろしい数である。

糖尿病は一昔前、「贅沢病」などと言われた。いろいろ美味しいものをたくさん食べているお金持ちの病気というわけだが、今は、そうした考えは否定されている。炭水化物を多食すれば血糖値は上がるから、白米やラーメン、そばが好きな日本人は、誰でもかかっておかしくない。

もっとも、糖尿病自体は血液検査で診断するもので、画像で発見することはない。私が糖尿病患者と関わるのは、なにかの症状を訴えて画像診断を求めて来た人が「糖尿病を持っている」というケースがほとんどだ。

とはいえ、糖尿病にかかると血管がボロボロになって心臓や脳の疾患が増えるし、免疫力が落ちてがんにもかかりやすい。結果的に私は、多くの糖尿病患者の画像を見ていることになる。

誤診で糖尿病が悪化しそうに

七〇代の男性、Q氏もその一人だ。

Q氏は重度の糖尿病で、長く近所の中堅規模の病院にかかっていた。あるとき、入浴後のめまいや複視に悩まされるようになって、主治医に相談した。複視とは、左右の目の焦点が合わない時に起こるもので、外眼筋障害による。

その病院では、MRIを撮ったものの異常は見つけられず、複視について「ベル麻痺」と診断したそうだ。ベル麻痺は、いわゆる顔面神経麻痺だが、それで複視が起きるはずはないということをまずは断っておこう。

このおかしな診断だけでも問題だが、別の医師が糖尿病の神経障害によって複視が起きているのではないかと考えた。そこでは、驚くことにステロイド治療が行われている。

そして、複視ではなく斜視が出現し、物が二重に見えるようになった。それも糖尿病性神経障害と診断し、ステロイドのパルス治療をインシュリン併用で、治療を実施していた。

たしかに、神経障害そのものにはステロイドが使われることはある。しかし、それが糖尿病の合併症で起きている場合、ステロイドは避けるべきである。なぜなら血糖値を上げ、より糖尿病を悪化させてしまうからだ。

そうしたこともあって、不信感を抱いた家族が、その病院で撮ったＭＲＩ画像を持って私のところへやって来たのだ。

すぐに見つかった脳幹梗塞

画像を見ると、左の脳幹部に明らかに梗塞が起きている。しかも、過去の痕跡ではなく急性期のものである。そこに動眼神経の中枢があるから複視が生じているのだ。

私は、ほかの病院の神経内科を紹介し、Ｑ氏にすぐに治療を受けてもらった。今は、落ち着いてリハビリを続けているところだ。

それにしても、せっかくＭＲＩを撮っておきながら、なぜ脳幹部梗塞がわからなかったのだろうか。残念ながら、こういうことはしょっちゅうあるのだ。

ＭＲＩでは、輪切りにしたたくさんの画像を撮る。それを一枚一枚丹念に見ていくのは楽な作業ではない。根気が必要なのは言うまでもないが、漫然と見ているように見えるものも見えなくなる。

たとえば、このケースについて私の場合、「複視が起きているということは、脳幹部に異常があるのではないか」と想定した上で集中して見ていった。だから、小さな異変にも気づく。つまり、画像診断には、あらゆる疾病に対する基本的な知識が必要なのだ。

気づかなかった心筋梗塞

続く事例は、私の勧めるクリニックで毎年、人間ドックを受けている五〇代の男性のものだ。彼も糖尿病を患っている。

例年のように検査前の問診をしたら、その日は「なんだか、胸に違和感がある」と言う。特別におかしいわけではないが、いつもと違う感じだというのだ。

そこでまず私は、「トロポニンテスト」という検査を行った。トロポニンとは心筋が障害を受けると血液中に増える物質である。すると、検査結果は陽性。つまり、心筋が障害されている（心筋梗塞を起こしている）可能性があるということだ。

急いで、造影ＣＴで心臓を撮影すると、冠動脈の一本に狭窄が見て取れた。

私はすぐに循環器の専門医を紹介し、男性はカテーテルを用いた治療に入った。

このような場合、基本的にはカテーテルを血管に通し、狭窄した部分にステントという金属のチューブを置く。しかし、ステントを置くと、血栓予防に抗血小板薬を飲まなければならない。

ところが、この男性の場合、運良く、カテーテルを挿入しただけで狭窄部分が広がったため、ステントの必要はなくなった。

無症候性心筋梗塞とは

なんとなく重苦しかったり、動悸がするなど、胸の違和感は多くの人が体験しているのではないかと思う。いいものではないが、その場ですぐに命に関わるケースは少ない。

この男性の場合も、糖尿病があることを医師に知らせていなければ見逃されてしまったかもしれない。彼に起きていたのは「無症候性心筋梗塞」だったからだ。

普通、心筋梗塞を起こせば苦しくてたまらない。のんきに私の問診など受けていられるはずがないが、糖尿病があれば話は別だ。

糖尿病で末梢血管がボロボロになっていると、神経障害が起き、痛みを感じなくなる。たとえば、なにか踏んづけて足裏にケガをしても気づかず、傷を悪化させてしまうということがよくある。同様に、心筋梗塞が起きていても、多少の違和感くらいで激痛など感じないのだ。

こうしたことを考えてみると、糖尿病がある人こそ、定期的に画像診断を受ける価値がある。そのときに、腕のいい画像診断医がいる施設を選ぶのは必須だが、あまり病院の大きさにこだわることはない。

大病院には、たしかに、いろいろな設備が整っている（それでもＰＥＴはないところがほとんどだが）。一方で、順番待ちが必要だ。

救急車で運ばれてきたのならまだしも、この男性のように、「ちょっと違和感がある」程度なら、順番待ちの予約を入れることになるだろう。

しかし、心筋梗塞や脳梗塞などが起きていれば、一刻を争うのだ。

あっという間に死に至る脳の感染症

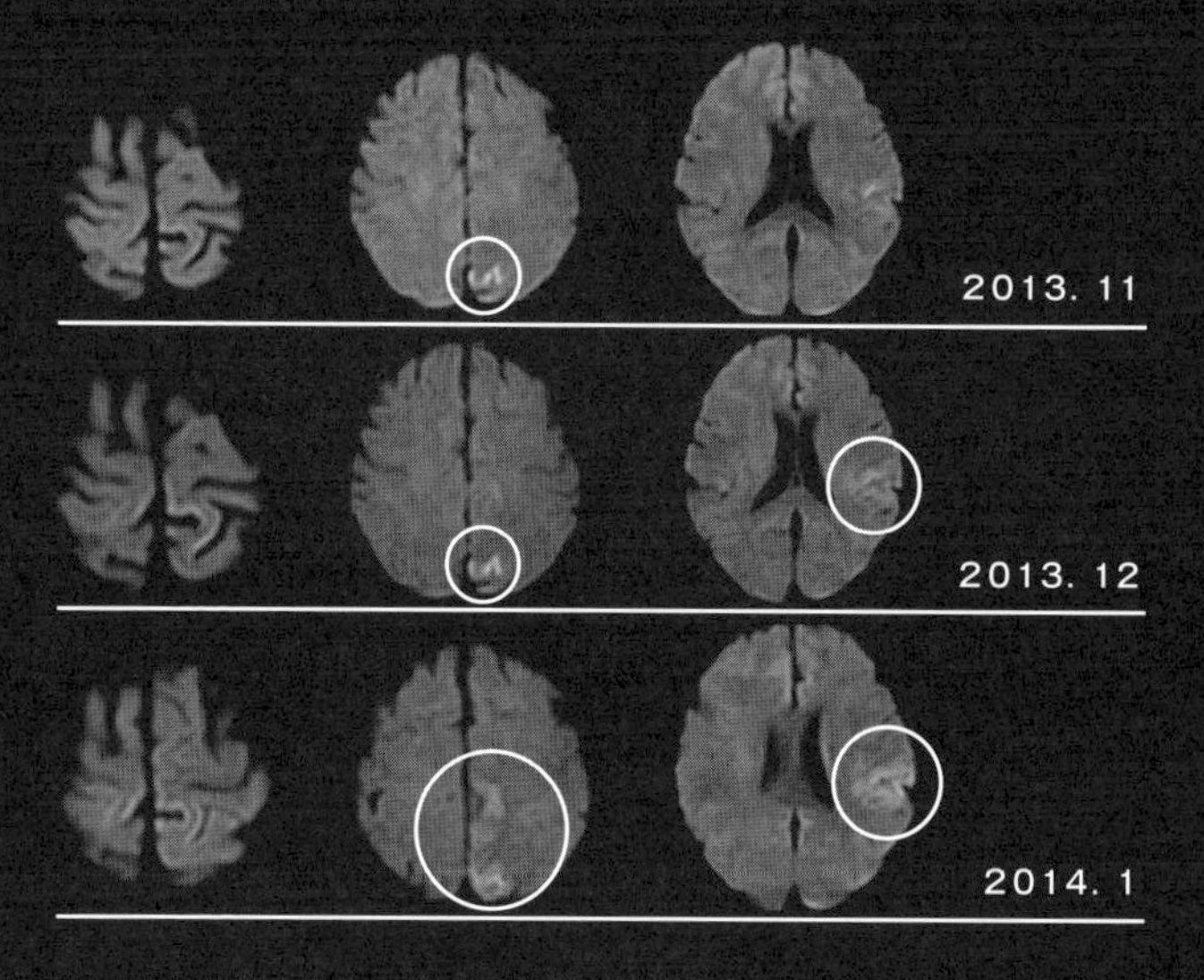

急性期の脳梗塞を診断するための拡散強調画像（MRI）。脳の皮質に沿って、多数の高信号病変（白い部分）が認められるが、血管の支配領域と無関係であることから、急性期の脳梗塞ではなく、脳炎を示唆する所見と読影しなければならない。時系列で病変が広がっていることも、血管病変ではないことを示している。

一〇〇万人に一人の難病

国の難病に指定されている「クロイツフェルト・ヤコブ病」という疾患がある。感染性のある異常なプリオンタンパクが脳に蓄積し、認知症のような症状が急速に進行して死に至る病だ。

かつて大問題になった「狂牛病」もその一つで、牛の病気でありながら、その肉や内臓を食べた人にも発症することがわかった。そのため、狂牛病が発生しているアメリカなどからの牛肉の輸入禁止措置がとられるほど、日本でも騒ぎになった。

しかし、この病気は、発症してから命を落とすまでは短いが、感染してから発症まではとても長い。だから、実際には、どれが原因（感染源）だったのかはわからない。

たとえば、輸入牛肉は、スーパーで売られているのはもちろん、街中のステーキハウスでも使われている。無意識に生活していたら、年に数十回は口にしているだろう。万が一、その中に感染した牛肉があり、それによってクロイツフェルト・ヤコブ病を発症したとして、「いつ・どこで」を特定するなど不可能だ。

もちろん、感染源は牛肉に限らない。たとえば、角膜移植や下垂体由来のホルモン剤使用による発症例なども確認されており、この場合は人からの感染と言える。

ただ、クロイツフェルト・ヤコブ病は、ウイルスや細菌による感染症のように「移る」ものではない。患者とどれだけくっついて暮らしていても問題はない。

日本では、毎年一〇〇~二〇〇人が発症していると言われるが、確率的には一〇〇万人に一~二人という珍しい病気である。だから、この病気の専門医でもない限り、ほとんどの医師は、一生に一度も患者に出会うことはないはずだ。

ただ、珍しいがゆえにこの病気とはわからず、「原因不明」で私のところに患者が回ってくることがある。そのため、私は過去に数人の患者を診ている。

あっという間に進行

六〇代の女性、Rさんもその一人だ。

まだ正月気分も抜けきらないある年の一月、Rさんの家族が、病院から借りたMRIのデータを持ってやって来た。

それまで病気知らずで元気だったRさんに、急に抑うつ症状が見られ、人が変わったようになったために、前年の一一月に市民病院で検査を受けたのだという。

市民病院の主治医は、ＭＲＩ画像を見て脳梗塞を疑い、血栓を溶解する治療を行った。しかし、治療を続けても症状は改善するどころか、どんどん認知機能が低下し、歩くことも難しくなったために、心配した家族が私にセカンドオピニオンを求めたのである。

ＭＲＩは、一カ月ごとに三回撮られている。

Rさんが初めてその病院を訪れた一一月の時点で、左後頭葉と大脳動脈の近くに病変が見て取れる。ここで主治医は脳梗塞だと思ったようだ。

しかし、たった一カ月後の一二月には、病変は広がり、頭頂葉にも腫れが見られる。さらに、年を越えた一月になると、どの病変もより大きくはっきりしてくる。

二カ月の間に自分が誰だかわからなくなるなど、Rさんの症状は周囲が驚くほどのスピードで進行したという。私の目の前に並べられた一カ月ごとの画像は、まさにそれを裏付けるものだった。

診断はついても治療はできない

これら画像を見て、私は脳梗塞ではなく「脳炎」だろうと思った。

というのも、血管の区域とは一致しない多発病変が見られるからだ。脳梗塞であるなら、血管の区域に合わせて病変が出現するはずだ。それに、血栓融解治療を行ってもまったく効果がないというのもおかしい。

さらに、認知症の症状が急速に進行したことから、脳炎の中でもとくに厳しいクロイツフェルト・ヤコブ病だろうと考えた。

私の意見書を添えて大学病院の神経内科を紹介すると、そこでの診断もクロイツフェルト・ヤコブ病だろうということだった。

ただ、正しい診断はついても、クロイツフェルト・ヤコブ病の治療法はない。その数か月には、Rさんは亡くなったという。

Rさんがいつ、どんな理由で感染したのかは、誰にもわからない。しかし、発症する直前まで元気だったのだから、クリスマスやお正月をどう過ごそうかと、家族と楽しみに話をしていたのではないだろうか。

そんな家族の一員が、あるいは親しい友人が、あれよあれよという間に人が変わったようになるのが、クロイツフェルト・ヤコブ病である。

発症すれば、異常行動や人格変化、認知症状が出て、その後一～二年で全身衰弱、呼吸不全などで亡くなる。

画像診断医として、見るのがつらい症例の一つだ。

クロイツフェルト・ヤコブ病は、脳梗塞の急性期と誤診されることが多い。やはり、非典型的な経過を示す脳梗塞は、おかしいと思うことが重要である。

また、脳炎と急性期の脳梗塞の鑑別は、特に注意が必要なので、神経内科医と放射線科診断医の連携が必須だ。

「腹を開けてみれば わかるだろう」

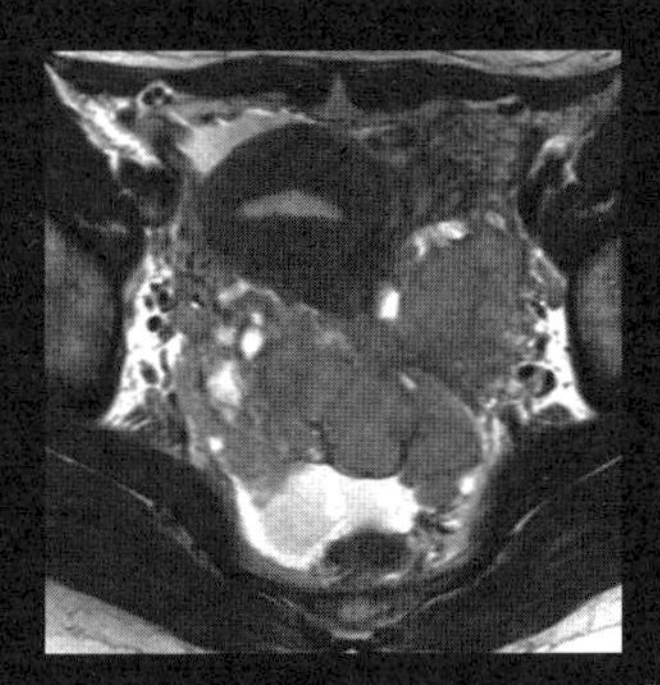

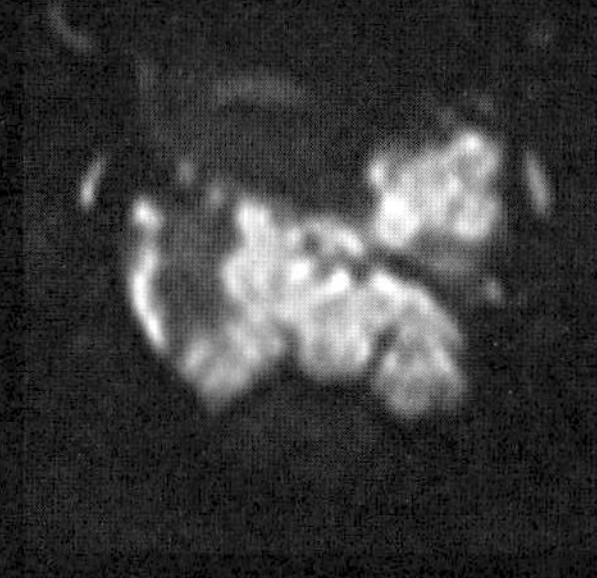

昔の婦人科医は、開けてみればわかると言って、画像診断を軽視する傾向がある。この例も、MRI では明らかに腫瘍性病変であるのに、骨盤内炎症性疾患と誤診して間違った治療をしていた。

切りたがる婦人科医

今は徐々に変わってきてはいるが、それでも婦人科の医師は画像診断が得意ではない。がんの手術などを行う前には、画像でしっかりと診断をつけておくことが大事だが、婦人科の医師は、それをしたがらない。

実際に、「腹を開けてみればわかるだろう」というのが彼らの口癖だ。まるで、がんの手術も帝王切開と同じように考えているかのようだ。

婦人科のがん検診を受けたことがある女性はわかると思うが、そこで行われるのは、直接、子宮頸部の組織をこすり取る細胞診と、せいぜい、膣経由の超音波検査や内診くらいのものだ。

どうやら、多くの婦人科医は、超音波でなんでもわかると思っている。しかし、超音波は脂肪に邪魔されやすい。たしかによく見える部分もあるが、皮下脂肪の多い女性では、ブラインドスポットと呼ばれる見えない箇所が生じやすいのだ。

また、ＣＴは骨盤領域には無力である。ＣＴは軟部組織のコントラストがつかないので、子宮がん、卵巣がん、前立腺がんなど骨盤内の臓器のがんを発見するのに、ほとんど役に立たない。

婦人科系で気になるところがあったら、少なくともＭＲＩを撮ることが必須である。

見逃された卵巣がん

婦人科医はよほどのことがない限りＭＲＩなど撮らないし、撮ってみたところで見慣れていないから正しく読めない。それによって誤診も起きる。

ある県立病院の婦人科を、五〇代の女性Ｓさんが受診した。長引く腹部の痛みがあり、消化器系ではない感じがしたので、婦人科で診てもらおうと思ったのだ。どうせなら信頼のおけるところがいいと、県立病院まで出向いた。二〇〇七年のことだ。

そこでは、婦人科にしては珍しくＭＲＩを撮った。そこまでは評価できるのだが、肝心の読影がいけない。主治医は、卵巣がんを見落とし、炎症性疾患と診断した。

悪いものではないらしいと安心したものの、処方された抗生物質を飲んでも、一向に症状が改善しない。そこでＳさんは、画像を携え私のところへやって来た。県立病院での初診時から、かなりの時間が経っていた。

Sさんが持参した画像を見ると、明らかに卵巣がんが見て取れた。腫瘍の周りに白いところがあるが、そこには水が溜まっている。主治医は、「炎症性の病変だから水が溜まっているのだろう」と考え、がんを疑うことができなかったのだと思う。

助けることができなかった命

卵巣がんだという私の指摘に、ひどく落ち込んだ様子を見せていたSさんだが、すぐに気持ちを切り替え手術。その後も前向きに治療に励んだ。

Sさんは、悪いものなら早く発見したほうがいいと思って県立病院を訪ねたのだ。それなのに、その「悪いもの」は見落とされ、無駄な時間を過ごしてしまった。言いたいことは山ほどあったろうが、愚痴は口にしない人だった。

卵巣がん発見から五年が経ったとSさんから私に連絡があった。そろそろ完治も近いかと思っていた。しかし、二〇一二年のフォロー検診で、転移が見つかった。腹膜播種といって、お腹の中に種が蒔かれたようにがんが散らばった状態だった。

翌二〇一三年には、腹膜播種は進行し、肝臓や骨盤にも転移が見られ、大量の腹水が溜まりだした。Sさんが亡くなったのは、それから間もなくしてのことだ。まだ、五〇代半ばであった。

婦人科でがん治療中の定期検診も、MRIによる充分な観察が必要だ。私はそれにPETを追加して再発の有無を確認している。

タチの悪いがんも早期発見で治癒

一方で、同じ五〇代の女性でありながら、Tさんは命を取り留めた。

二〇一五年の暮れ、Tさんは血尿を認め、近くのクリニックに駆け込んだ。そこでは尿路や腎臓の検査をしたが、異常はなかった。

ところが翌年、入浴中に大量の不正出血があり、婦人科を受診すると子宮頸がんの疑いがあると言われた。驚いたTさんは自分でいろいろ調べ、PETが導入されているという理由で、私が勤めるクリニックを受診した。

最初にTさんが血尿だと思ったのは、おそらく不正出血が尿に混ざったものだろう。このように、実際の病巣がどこにどのように存在しているかはわかりにくい。全身を一度にチェックでき、ごく初期のがんを発見することができるＰＥＴを希望したＴさんの判断は、実に的を射ている。

早速、ＴさんにＰＥＴを行ってみると、二センチほどの子宮頸がんがあるのがわかった。組織検査をすると、珍しい腺がんであった。

子宮頸がんの多くは、ＨＰＶ（ヒトパピローマウイルス）の感染が原因であるが、ＨＰＶ関連のがんは予後が良い。比べて腺がんは、タチが悪いのだ。

すぐに切除手術を行ったものの、翌二〇一七年のＰＥＴで腹部リンパ節二か所に転移が見られた。転移とはいえ、ごく早期に発見できたので、放射線を照射することで転移巣はすっかり消失した。

知識が予後を決める

すでに五年以上が経過しているが、Ｔさんはまったく問題なく元気に過ごしている。タチの悪い腺がんだったから、あのときＰＥＴを撮らなければ、今はどうなっていたかわからない。

Tさんの例が示すように、がんを見つけるためにも、治療後のフォローにも、PETは大きな力を示す。

しかし、どこでも受けられる検査ではないから、婦人科系のがんの検診としては、MRIをファーストチョイスに考えるといいだろう。

そして、もしがんが見つかり治療を受けたなら、最低その後二年間は、PETによるフォローアップをして欲しい。

がんの再発・転移の八割は、二年以内に起きると言われている。それをいかに早期に見つけ対応するかが、あなたの命の行方を決める。PETなら、全身を一度に見渡せるから、リンパ節も含めていち早く発見できる。

腫瘍マーカーはあてにならない

なお、フォローアップには腫瘍マーカーが用いられるが、これで再発・転移の早期発見はできない。いや、がんそのものの早期発見もできない。

腫瘍マーカーとは、あるがんにかかると血中に増える物質を測定するものだ。腫瘍がある程度大きくならないと、その物質の血中濃度は上がらない。マーカーの数値が上がってきたときには、かなり進行していると思っていい。

ちなみに、前立腺がんに反応する「ＰＳＡ」は、唯一、早期発見に役立つ腫瘍マーカーとして知られる。たしかに、ＰＳＡは前立腺がんの早期段階から数値が上昇し、それでがんを見つけた人のほとんどが命を失うことはない。しかし、それは、おとなしいがんだからだ。腫瘍マーカーで見つけなくても助かっているのだ。

前立腺がんの中でもタチの悪い低分化型のタイプは、ＰＳＡという物質をつくらないので最初からマーカーに反応しない。だから、早期発見はかなわない。

これが腫瘍マーカーの限界である。

先にも述べたように、骨盤内のがんにはＣＴも無力だから、婦人科系についてはＭＲＩか、できることならＰＥＴで調べる習慣を持って欲しい。

美容施術は思いのほかリスキー

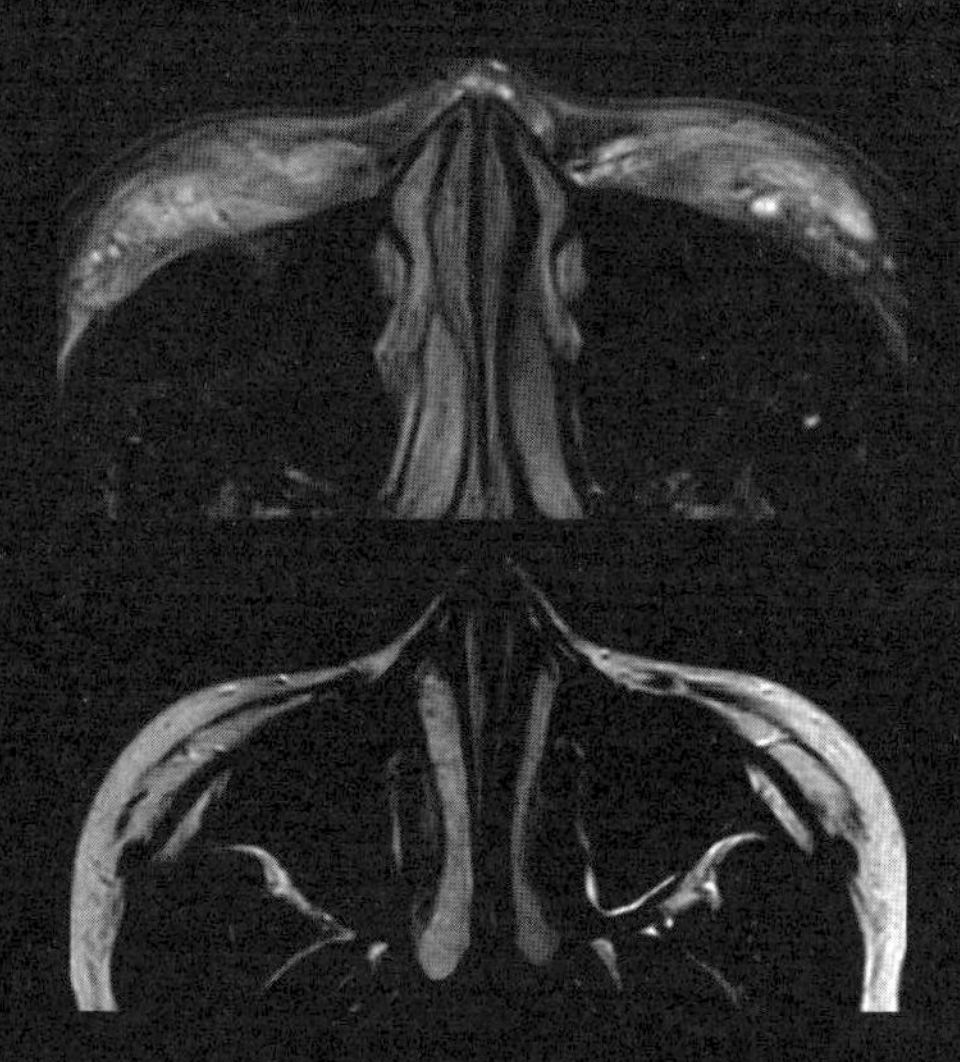

顔が腫れたということで来院された患者さん。腎不全・心不全・アレルギーなどを考えて検査したが、何も異常がない。MRIを撮影してみると、皮下に異物を示唆する所見だった。聞いてみると、ヒアルロン酸を入れたという。異物によるアレルギー反応と診断できた。下の画像は正常な人（別人）のもの。

いきなり顔がパンパンに

顔がパンパンにむくんだ四〇代の女性、Uさんが外来にやってきた。ほとんど目も開けられないほどで、口元も腫れているからしゃべるのも不自由そうだ。

化粧品を変えたとか、刺激物に触れたとか、虫に刺されたというような覚えはないという。そういう原因がないのにむくみが出たとき、まず疑わなくてはならないのが心不全や腎不全だ。

早速、採血と心臓の超音波検査を行ったが、とくに異常は見られなかった。この段階で、たいていの病院なら「なんらかのアレルギーで、そのうち引くでしょう」と、抗アレルギー剤を出して終わりだ。

ただ、私はUさんに起きていることを確実に突き止めたくて、MRI撮影を追加した。普通、MRIは皮膚の下の状態を見るために使うことなどないが、軟部組織の状態がよくわかるのだ。

実際に画像を見てみると、皮下になにかが分厚く白っぽく写っている。脂肪性のものを疑ったが、いまひとつ確定に至らない。そこで、造影をしてみると、よりはっきり見えてきた。皮膚の下に均等に異物が広がっており、炎症が起きている。

しかしながら、こんな異物が自然に皮下に入り込むなど考えられない。二〜三日と言わず、もっと長期に遡って思い当たることはないかと聞いてみると、二週間前に美容整形の施術を受けたのだと話してくれた。

原因はシワ伸ばしだった

Uさんは、最近増えてきたシワを目立たなくするために、美容外科で皮下にヒアルロン酸を注入した。注射するだけの手軽さから、女性に人気のある施術である。

注入するヒアルロン酸自体は少量だから、普通はほどほどにハリのある肌になる。しかし、あくまで異物なので、アレルギー反応が出ることもある。Uさんの場合、とくに強い反応が出て、顔中の皮下に炎症性の肉芽腫が広がってしまったのだ。

それでも、原因が早く掴めたので、Uさんの症状はステロイド投与で治まった。もし、放置して炎症が全身に及んでいたら、敗血症さえ起こしかねない。

こうした異物を入れたことによるトラブルは結構あるのだが、美容外科はそれらケアには熱心ではない。Uさんが最初からヒアルロン酸の副作用を疑って美容外科に行っていたら、かえって話がこじれて症状は長引いたかも知れない。なまじ施術から二週間も経っていたため、今回の顔の腫れとヒアルロン酸の注入を結びつけて考えなかったことが幸いしたとも言えるだろう。

コロナ禍で、美容整形のクリニックが大繁盛したという。そもそも人に会う機会が減り、会ったとしてもマスクをしているのが当たり前だったから、周囲に気づかれずに施術を受けられることが大きかったようだ。

そうした状況について、私はなんら批判する気はない。ただ、Uさんのように、想像もしていなかった事態に陥る可能性については考えておいて欲しい。

失明に至ることも

皮下にヒアルロン酸のような物質を注入するとき、医師として気をつけなければならないのが血管を避けることだ。ところが、これがなかなか難しい。

ある程度の太さがある血管なら、間違って刺してしまったときに血液の逆流があるから気づくことができる。しかし、顔の血管は極めて細いために血液の逆流が見られず、そのまま血管内に注入し詰まらせてしまうことが起き得る。

それでも、大きな影響がない血管ならいいが、顔には脳血管系のものと眼動脈からのものが複雑に絡み合っている。

もし、脳血管系のものを詰まらせてしまえば脳梗塞に、眼動脈からの血管を詰まらせてしまうと失明に至ることがあるのだ。

ちなみに、やはり皮下に注入するボトックス施術は、ボツリヌス菌を入れ表情筋を麻痺させることでシワを目立たなくするというものだ。

この施術では、効果を期待しすぎて量を多く使えば、その分、麻痺が大きくなって能面みたいな顔になってしまう。

青あざの治療における事故

子どもの頃から顔に痣がある血管腫は、親からしてみると心配の種だろう。学校に入って子どもがいじめに遭ったりする前に、治してあげたいと思うのは当然だ。

血管腫の治療法にはいろいろあるが、病変を形成している血管に塞栓物を入れることで血流を遮断するというやり方がよく用いられる。

とはいえ、この治療も、狙った血管とは違う血管に塞栓物を入れてしまえば大変なことになる。狙った血管に適切に塞栓物を注入するためには、画像を正しくチェックしながら作業を進めることが必須だ。

ところが、画像の読影能力が低い医師はそれができない。

かつて、間違った血管に塞栓物を注入してしまい、脳梗塞を起こした上に、顔の半分が壊死してしまうという悲惨な医療事故があった。

壊死した箇所は元に戻ることはない。その被害者は、まだ幼い女児であった。

がんより先に別の症状が

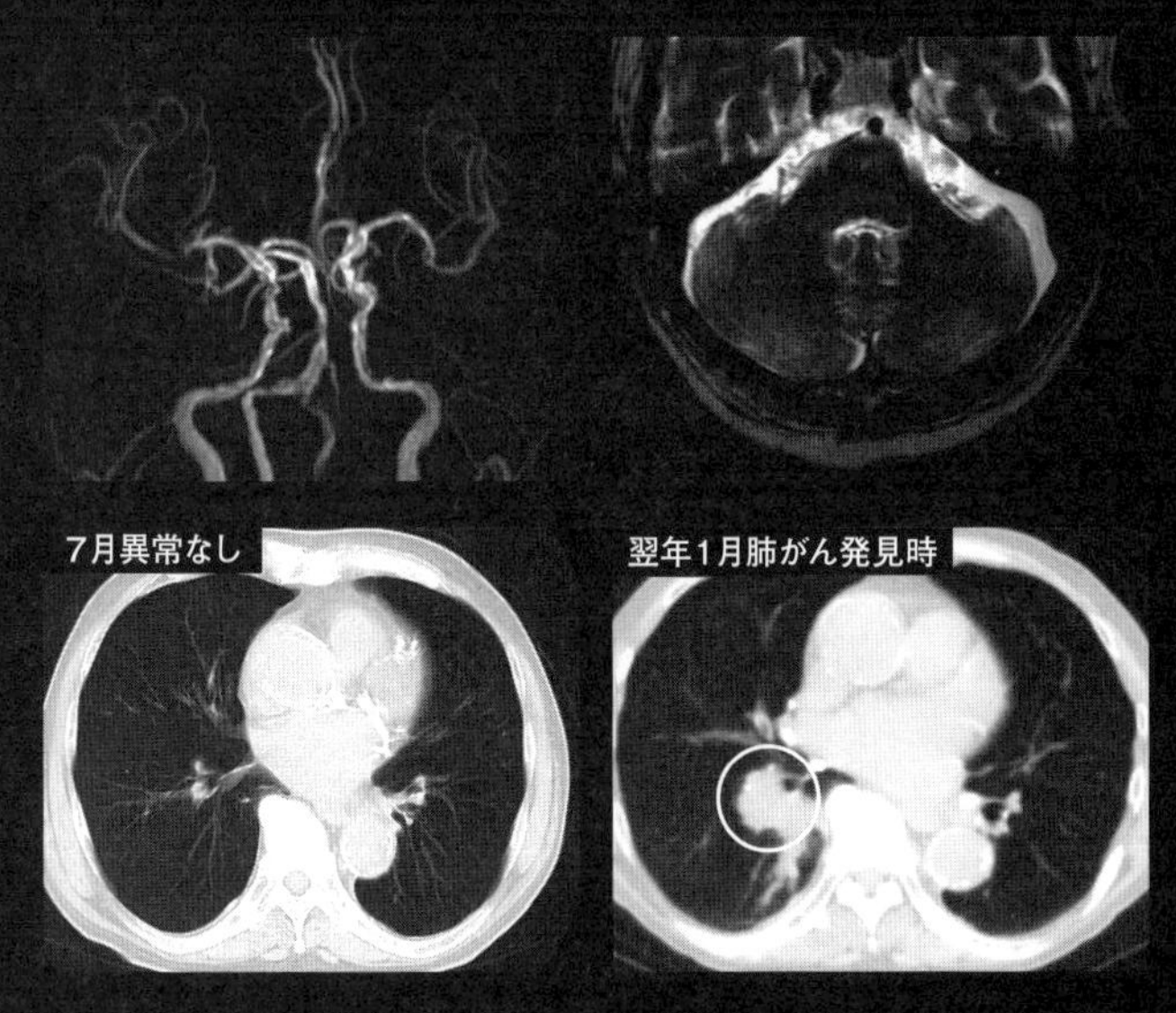

左上、右上がMRI、左下、右下がCTの画像。MRIでは異常はないが、右下のCT画像で肺がんがはっきり写っている。神経学的症状があり、脳のMRIで所見がない場合は、腫瘍随伴症候群を疑って検査を実施しなければならない。

いきなり見つかった肺がん

私が勤めるクリニックで定期的に人間ドックを受けている人は、総じて健康に対する意識が高い。なかでも、六〇代の男性V氏はその筆頭とも言える人で、毎年一月にPETを含めた全身チェックを、加えて半年後の七月にCTを受けるほどだった。

そんなV氏が、ある年の九月末にめまいや吐き気を訴えて、近くの病院に緊急搬送された。その年の一月の全身チェックでも、七月のCTでも異常はなかったのに、いきなりめまいと吐き気に襲われたのだ。

搬送された病院では、脳血管障害を疑い血管造影とMRIを行ったが、いずれも異常なしであった。しかし、相変わらず気分が悪い日が続くので、一カ月後の一〇月末、私の外来にやってきた。再度、頭部をMRIで撮ってみると、動脈硬化や小さなラクナ梗塞は見られるが、これまでと比較して大きな変化はない。

例年通り翌年一月にはPETも使って全身チェックをするので、そのときまで対症療法で様子を見ることとなった。

そして、翌年一月の検査で、いきなり右肺に四二ミリの肺がんが見つかった。その後の気管支鏡検査で小細胞がんと診断された。

腫瘍随伴症候群とは

冒頭に並べたのは、まだ症状が出る前の七月と、肺がんが発見された翌一月のCT画像である。七月にはなんの所見もないのに、半年で急速にがんが大きくなっているのがわかる。

このことから、めまいや吐き気などV氏を苦しめていたのは、「腫瘍随伴症候群」の一つである腫瘍随伴性小脳変性症による神経症状であったと思われる。

腫瘍随伴症候群は、がんやその転移巣と離れた部位に生じる症状で、がんを標的とした免疫抗体が他の組織を攻撃してしまうために起きる。

V氏の場合、まず肺に見分けがつかないほど小さながんができ、それに対抗するためにつくられた免疫抗体が、肺がんと同じ抗原を持っている小脳をやっつけようとして、さまざまな神経症状が現れたのだ。

だから、腫瘍随伴症候群の唯一の治療法は、がんをコントロールすることである。がんが取り除かれたり、小さくなることで免疫反応が収まれば、腫瘍随伴症候群の症状も出なくなる。

V氏には、化学療法と放射線による治療が行われ、がんはすっかり小さくなった。そして、がんが縮小するにつれ、神経症状も消えた。

どこにあるかわからないがん

腫瘍随伴症候群は、肺がんに最も多く、その二割に出現すると言われる。ほかに、腎臓がん、肝細胞がん、白血病、リンパ腫、乳がん、卵巣がん、膵臓がん、胃がんなどでも起きることがわかっている。

発熱、発汗、食欲減退、体重減少といった全身症状、下痢などの消化器症状、かゆみや顔面紅潮といった皮膚症状、貧血、高血糖、高血圧などの血液・内分泌症状も多数、報告されている。

V氏のような神経症状は、脳のどこの部分が障害されたかによって、めまいや吐き気のほか、ふらつき、筋力低下、感覚喪失、物忘れ、抑うつなど、さまざまである。

実際に、うつ病や認知症を疑って治療を続けていたら、その数か月後にがんが発見されるのはよくあるが、がんを治療することで症状が軽快すれば、それはうつ病でも認知症でもないということだ。

保険医療制度のジレンマ

なお、腫瘍随伴症候群について、V氏のように、随伴する症状が先に出て、後からがんがわかるケースもあれば、がんがあって、その治療を進める過程で随伴症状が出てくることもある。

後者はともかく、前者の場合、がんの早期発見ができるか否かにかかってくる。治療しても改善しない症状がある場合、「もしかしたら、体のどこかにがんがあるのかも知れない」と疑ってみることが重要だ。

そして、そうした検査にはPETが最適である。ところが、がんと診断される前にはPETは保険適用にならない。

早期がんを見つけるのに大きな威力を発揮するPETなのに、がんとわかってからでないと保険適用にならないというのは、私にとっても大きなジレンマだ。

腫瘍随伴症候群のように、がんと診断される前の早期発見には、ＰＥＴが必要不可欠であり、現行保険制度を気にすることなく、自由診療でベストな医療を提供するために私が考えたのが、セントラルメディカルクラブだ。

最先端の画像診断機器を駆使することで、顧問医としてのサービスを提供することが私の使命だと考えている。

「去年の画像」に救われた命

2007/12

2008/06

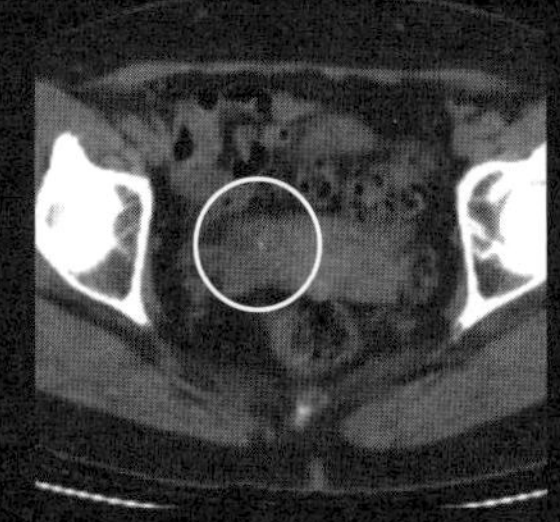

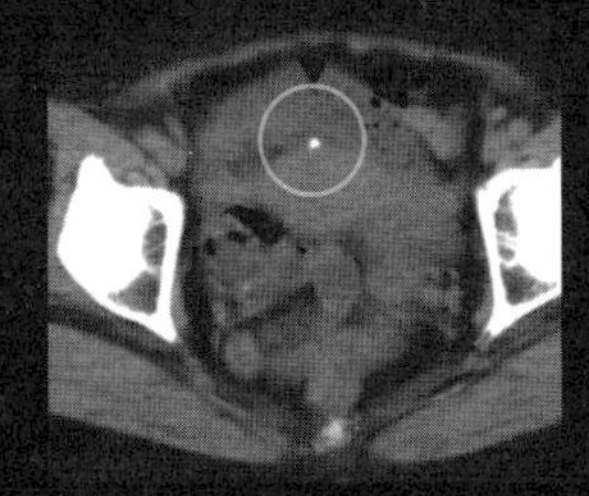

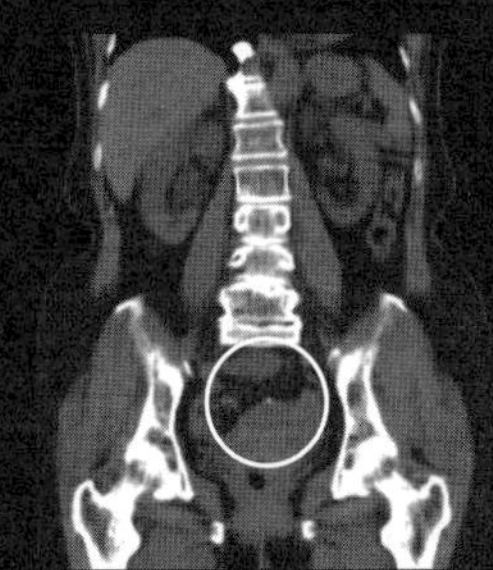

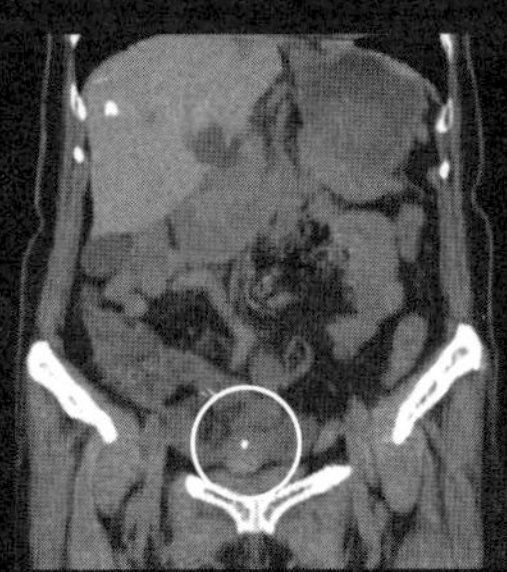

受診時の画像（右上・右下）を見ても異常を指摘できないが、以前、健診の時に撮影していた画像（左上・左下）と比較すると、明らかに骨盤内の石灰化した部分（腸管の石灰化＝○で囲んだ部分）が９０度ずれており、腸捻転が疑われる。

突然に襲ってきた腹痛

私の勤めるクリニックで人間ドックを受診している六〇代女性Wさんが、夫に付き添われ息も絶え絶えに運び込まれた。その日の早朝から、激しい腹痛に苦しめられているのだという。

まだ外も暗い時間帯、痛みで目覚めたWさんは、自宅にあった痛み止めを飲んでみた。収まる気配はないので、夫が運転する車で近くの大学病院に駆け込んだ。そのときすでにWさんは、体を折り曲げるようにしなければ歩くことさえできなかった。

大学病院では触診による診察を受け、薬を処方されて帰宅。その薬を飲んでも痛みはどんどんひどくなり、動悸や吐き気も加わったため、再び同病院に行った。すると、今度は腹部のCTを撮ってくれた。しかし、異常は発見されなかった。

「悪いところはない」と言われ自宅に戻ったものの、Wさんの苦しみようは尋常ではない。さらに、熱が出てきて嘔吐もしたため、この段階で夫は、私に電話をかけてきた。

Wさんの自宅は近くはないのだが、時間はかかっても連れてくるというので、私は二人を待つことにした。

去年の画像と違う！

前もって準備していた私は、早速Wさんの腹部CTを撮った。たしかに、異常は見られない。大学病院の診断に矛盾はないように思われた。

そこで私は、Wさんが人間ドックで撮影していた過去の画像と見比べてみることにした。半年前の画像を見てみると、やはり異常はない。しかし、二枚並べてみると、明らかにWさんに異変が起きていることがわかった。

もともとWさんには大腸に石灰化の痕跡があったのだが、半年前の画像と新たに撮った画像では、その石灰化したところの位置がずれている。つまり、大腸がねじれる「腸捻転」を起こしているのだ。

私は、Wさんが駆け込んだという大学病院にすぐに連絡を入れた。すると、その日のうちに手術をしてくれて、Wさんは事なきを得た。

もし、翌日まで放置していれば、腸の壊死が広がって、より大規模な手術が必要になったであろう。

「正常なときの画像」が持つ意味

この件について、大学病院に落ち度があったとは私は思わない。Ｗさんが苦しんでいたときのＣＴ画像だけを見れば、たしかに異常なしと見えるのだ。

しかし、実際にはＷさんに異変が起きていた。

この経験から私は、とくに画像診断において「その人にとっての正常」を把握しておくことが極めて大事なのだと改めて学んだ。

とはいえ、「正常だったときの画像」が手に入るとは限らない。手に入らないほうが普通だろう。

こうしたことを考えると、どこにいても過去の画像を共有し合えるようなシステムづくりが急務だとますます思える。

そして、医療を受けるほうの立場としては、信頼のおける医療機関に出会えたら、そこに自分のデータを蓄積していくことをすすめる。いつでも過去のデータを引き出せるようにしておけば、Wさんのようなケースにも素早く対応できるだろう。

また、一口に「腹痛」と言っても原因はさまざまで、みぞおちあたりが痛むときは胃や十二指腸、胆嚢の病気が疑われるし、腸の病変ならおへそ周りが痛くなることが多い。

女性の下腹部痛では、子宮内膜症や子宮外妊娠も考えられる。

さらに、解離性動脈瘤や腹部大動脈瘤の破裂なら、即、命に関わる。

腹痛があったなら、少しでも具体的にその状態を医師に伝えるようにして欲しい。

疾病構造が変わった

今は以前と比較して、明らかに疾病構造が変わってきている。とくに胃腸のがんにそれが顕著だ。

かつて、日本人が恐れるがんと言えば、圧倒的に胃がんが多かった。しかし、今は胃がんで命を落とす人は激減している。

理由の一つは、ピロリ菌の除去が進んでいることにある。原因自体をなくしてしまえば、胃がんにはかからない。

もう一つ、内視鏡の進化も大きい。

そもそも、健康診断でよく用いられるバリウム検査では、早期胃がんを見つけることはできない。内視鏡で直接、胃の壁を見ることが早期がんの発見には必須だが、過去においては「苦しいから」と嫌がられた。

ところが、最近の内視鏡は細くて柔らかくなっており、麻酔技術も進んだから全然苦しくない。検査中に早期がんが見つかれば、そのまま内視鏡の先に付いたはさみで切り取れる。お腹を開くこともなく、早期がんがその場で治療できてしまうので、こちらを選ぶ賢い人たちが増えた。結果的に、進行した胃がんはほとんど見なくなった。

同様に、大腸がんについても内視鏡検査で早期に発見し、そのまま切除してしまうパターンが増えている。

このように、胃や大腸のがんについては、意識さえ高く持てば容易に打ち勝つことができるだろう。ただ、胃腸の疾病はがんだけではないから、「自分の正常時」についてしっかり把握しておくことが必要だ。

画像が示す
副作用としての血栓

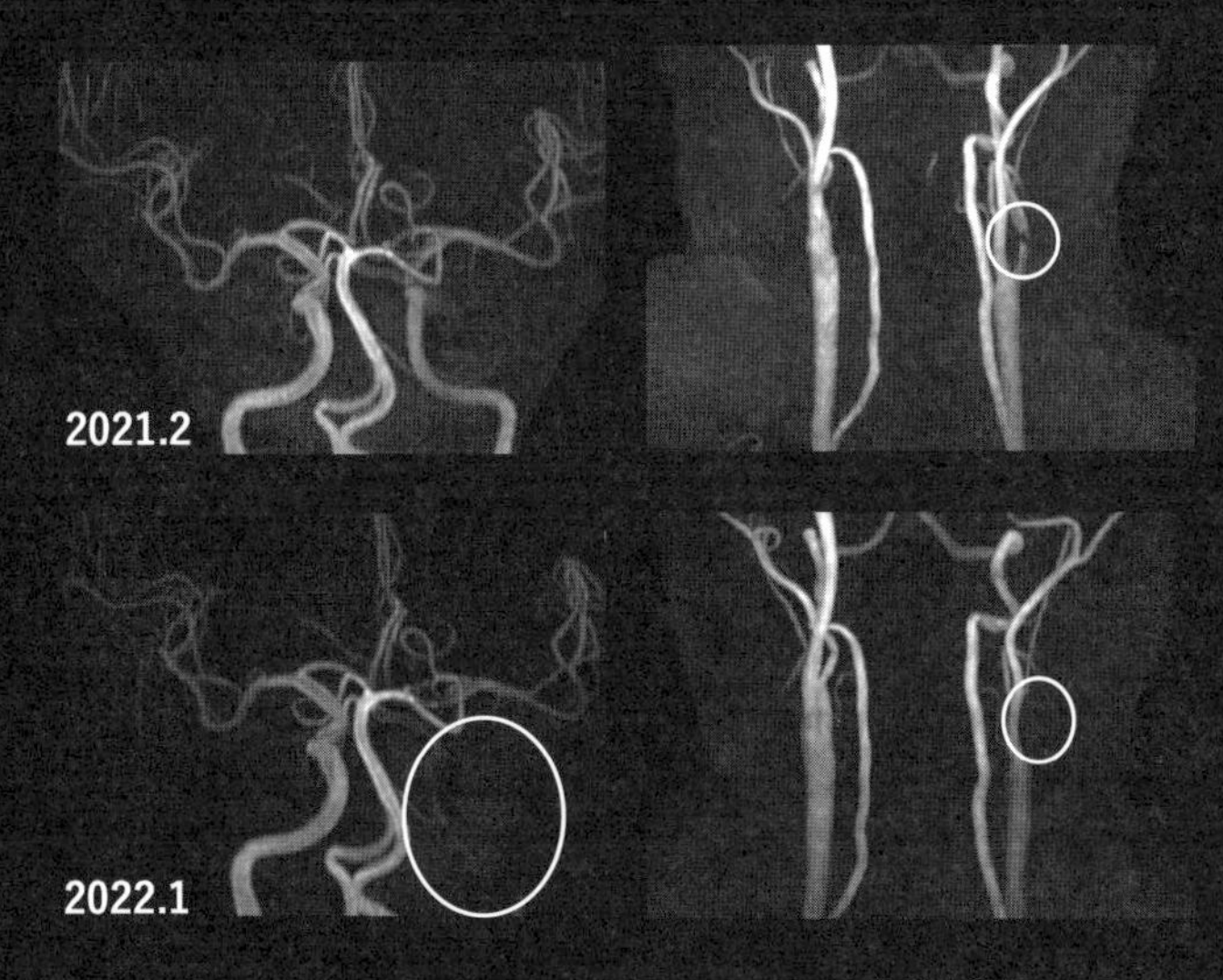

２０２２年１月の受診時のＣＴ画像では左内頸動脈が完全閉塞を起こしている。２０２１年２月の画像との比較では明らかに進行している。コロナワクチン接種後まもなくの所見であり、副作用による血栓形成を疑う。下２枚の○部分は血管が消失している。

腸の血管が血栓で詰まった

二〇二二年の四月、四〇代の女性Xさんが腹痛を訴えて外来にやって来た。下腹部痛に加えて、下血症状もあるという。

とっさに大腸がんも頭に浮かんだが、いろいろな病気で腹痛は生じるから慎重な診断が必要だ。私はさまざまなケースを想定しつつ、CTを撮ってみた。

すると、下行結腸の粘膜が異様に分厚くなっているのが見て取れた。「虚血性腸炎」の典型的な画像であった。

虚血性腸炎とは、血栓が腸に詰まり、血液が行かなくなることで腸の粘膜に炎症や潰瘍が生じるものだ。そのため、腹痛、下痢、血便などの症状が出る。

基本的に血栓は、動脈硬化が進んでいるからできるもので、心臓の血管を詰まらせれば心筋梗塞に、脳の血管を詰まらせれば脳梗塞に、腸の血管を詰まらせれば虚血性腸炎となる。

いずれにしても、高齢者の病気であって、四〇代の女性では考えにくい。

Xさんの場合、対症療法を行いつつ画像撮影でフォローを続けると、一カ月後には自然に血栓が溶けているのがわかった。それを見ると、なおさら「そもそも血栓ができたののはなぜなのか」という疑問が強くなる。

首の血管が消えてしまった

もう一人、毎年の人間ドックで来院している六〇代男性、Y氏の事例を紹介しよう。

二〇二二年に訪れたとき、Y氏は例年と同じように「とくに変わりはありません」と言った。ところが、撮影したCT画像を見て私は驚いた。

冒頭の画像を見て欲しい。左の頸動脈が一本なくなっているではないか。

急いで、前年の画像を見てみると、それはちゃんとある。つまり、ここ数か月くらいの間に、左頸動脈に血栓が詰まって閉塞してしまったと考えられる。

運良く、側副血行路という血管ができて、血流を確保してくれたために、それまで脳梗塞が起きずにいたのだろう。

急ぎ、血栓除去を行い、無事にY氏の頸動脈は復活した。

一般的な健康診断で、頸動脈を撮影することなどない。だから、ほとんどの人が気づかないだけで、知らぬうちに大事な血管が消えているケースはあるのだと思う。とくに、コロナ禍をになって、そうしたリスクは増すはずだ。

血栓はなぜ生じたか

Xさんも Y 氏もただ運が良かっただけで、体の中ではかなりまずいことが起きていたわけだ。そして、それが画像を撮らなければわからなかった。

Xさんのように虚血性腸炎を起こしていながらただの腹痛と思っている人も、Y 氏のように自覚なしに血管を失っている人も、実際にはたくさんいるはずだし、これからはもっと増えるだろう。

XさんとY氏の血栓は、コロナワクチンの副作用によるものと私は考えている。

Xさんは三回、Y 氏は二回のワクチンを、症状が出る前に接種している。

コロナワクチンの副作用に関する海外の論文を読み解くと、短期（接種より三〇日以内）では、心筋炎、血栓症、ギランバレー症候群が代表的なものとして紹介されている。まさに、Xさんも Y 氏も接種から三〇日以内に血栓症を起こしている。

短期だけでなく、一年後くらいの中期、一〇年後までを考えた長期の副作用についても研究は進んでいる。144ページで紹介したクロイツフェルト・ヤコブ病も、長期の副作用の一つとして考えられている。

私が危惧する難病の増加

私が最も危惧しているのが、「IgG4関連疾患」という疾病の増加だ。IgG4関連疾患は、血中のIgG4という物質が増えることで診断されるが、原因は不明で全身に同時多発的に病変をつくる。

どのくらい全身に及ぶかというと、膵臓、胆管、腎臓、肺、肝臓、甲状腺、消化管、前立腺、皮膚、乳腺、リンパ節、動脈、涙腺・唾液腺、中枢神経系など、まさにどこにでも障害を起こす。

現れる症状も、それに合わせて実に多岐にわたる。

また、免疫を下げるのでがんもできやすくなる。

ある六〇代の男性は、コロナに感染し、間質性肺炎と急性呼吸器不全で三カ月入院した。

一時はＥＣＭＯのお世話になったほどだから、まさに重症である。

それに懲りたからか、男性は退院して間もなくワクチンを接種した。重症から生還したのだからワクチンなど不必要と思うが、それだけ恐怖心が強かったのだろう。

この男性が私のところにやって来たのは、それから数か月経ってのことだ。別の病院で受けた腫瘍マーカーの「ＣＡ19‐9（主に膵臓、胆嚢、胆管がんに反応）」の数値が高かったため、画像診断を求めて来た。

早速、ＣＴとＰＥＴの両方を行ってみると、肺のＣＴにはＩｇＧ４関連疾患と思われる病巣が明確に写っている。そして、ＰＥＴでは、肺の病変部だけでなく膵臓の尾部にも糖の集積が見られた。そこで、胃の壁を通して膵臓の組織を採取してみると、膵臓がんであることがわかった。極めて早期であるから、治療はうまくいくだろう。

それにしても、コロナでは世界中の人々が散々な目に遭った。命を落とした人も、職を失った人も数え切れないほどいる。医療者として忸怩たる思いだ。

やがて流行は収束したとして、私たちは、コロナ自体の後遺症はもちろん、ワクチンが引き起こすであろう疾病とも闘わなければならない。

私は今後、ＩｇＧ４関連疾患、ＩｇＧ４関連疾患とがんの併発、がん自体が併発する多重がん、一気に大きくなるターボがんが増えていくと考えている。

それに備えて画像読影の勉強をさらに重ねているところだが、一人ひとりにおいても高い意識を持って自らの健康を守って欲しい。

自作のプログラムでがんを発見

「無症状で進行」を痛感

最後の話のみ画像がない。しばらくは保存していたと記憶しているが、転居の折にでも処分してしまったのだと思う。

その画像とは、三〇年以上も前に私自身を撮影したものだ。当時、私はすでにMRIの研究をしており、脳ドックのシステムづくりなどを手掛けていた。その日は、新しく組んだプログラムの出来上がりを確認するために、自ら実験台になった。

「ちょっと、テストスキャンしてみてくれる?」

仲間に頼んで、軽い気持ちでMRIの中に横たわった。ところが、数十分後に出て画像を確認してみると、喉のあたりに余計なものが写っている。我が目を疑った。

まったく自覚症状はなかったが、一目で甲状腺がんだとわかった。原発巣は一センチほどで、リンパにも転移が見られた。

その後、詳しく検査した結果は、ステージ3の進行がんであった。

「なんの症状もないのに、がんとは、こんなにも早く進行してしまうのか」

これが率直な思いだった。

それまでの私は、恥ずかしながら「医者の不養生」を地でいっており、ろくに健康診断すら受けていなかった。根拠なく「まだ若いのだから大丈夫」と思い込んでいたし、実際に体調不良を感じることなどほとんどなかった。

だから、自分が進行がんだと知ったときのショックは大きかった。不安や恐怖といった感情についても、一般の患者さんたちが抱くものとなんら変わらない。むしろ、画像が語っている深刻さがわかるだけに、ひどく動揺した。私が侵されていた甲状腺がんは、タチの悪いタイプだったのだ。

どうやって克服するか

しかしながら、私は三一歳になったばかり。長女が生まれて間もないこともあり、とてもじゃないが死ぬわけにはいかない。次第に落ち着きを取り戻すと、「どうやって克服するか」について猛然と考え始めた。

とくに、どの医師に手術してもらうかは、非常に重要な問題だった。

頭頸部がんの手術は、場所が場所だけにより高い技術が求められる。発声や食事の嚥下機能を残しつつ、がんを完全に取り除くのは簡単ではない。私のようながんでは、声帯を取ってしまうケースがほとんどだ。でも、私はその後の仕事や生活のことを考えて、声を失いたくはなかった。

幸いなことに私には、「あの先生なら……」と思い当たる人がいた。

国立栃木病院（当時）の行木英生先生だ。彼とは慶應義塾大学の耳鼻咽喉科グループの症例検討会で、毎月ディスカッションをしていた。

普通の医師なら、ある程度のところで「これ以上は無理だ」と諦めてしまうような症例でも、行木先生は粘り強く長時間の手術に挑み成功させていた。

術後の結果を画像で確認して、行木先生の腕前を自分でも確認できていたので、私の出身大学の先生ではなく、迷わず行木先生に手術していただきたいと思った。

私が画像を持って相談に行くと、発声機能を残す形で手術してくれるという。そして、その約束通り、一四時間もかけて私のがんをきれいに取ってくれたのだ。

病気体験が今の自分をつくっている

おかげで、声を失うことなくがんを完治させることができた。

ただ、甲状腺自体は全摘したので、ホルモンやカルシウムの補充は今も欠かせない。最初は適量がわからず、カルシウムを取り過ぎて腎臓結石に悩まされたりもした。

鎖骨周りの筋肉を取ったことで、肩の高さは左右差が目立ち、ゴルフの腕もやや落ちた。

人生設計も変更を余儀なくされた。先のことはわからないと痛感し、それまで漠然と抱いていた「いずれ大学教授になる」という道からは降りてしまった。

それでも、手術から三〇年以上の歳月を無事に過ごしてきた。人生の半分以上を、甲状腺なしで生きてきたことになる。

私は画像に助けられた

病気はしないに越したことはないが、病気によって気づくことも多かった。

もちろん、医師として患者さんの気持ちがわかるようになったことは大きい。

そして、今日に続く仕事は、すべて病気がヒントを与えてくれたと言っても過言ではない。

まず、当時はまだ誰も考えていなかった「ＭＲＩをがん検診に用いる」ことを思いついた。

なにしろ、まったく自覚症状がなかった段階で私自身のがんが見つかったのだ。ＭＲＩをがん検診に導入すれば、助かる命が増えるはずだ。

次に、顧問医サービスの必要性を感じた。

いきなりがんだとわかって、医師である私ですらあれだけ戸惑った。自分の病気について正しい知識を得たり、手術などの治療やアフターフォローをどの医師に託せばいいか判断するのは、一般の人たちにとってあまりにも大変だ。顧問医から適切なアドバイスを受けられる仕組みがあっていいのではないか。

この二つのアイデアは、どちらも実際に手掛け、今日に至っている。

今は、ＭＲＩはもちろんのこと、より高性能のＰＥＴを扱うようになったし、顧問医としては、遠隔地も含めて多くの人に対応している。

あのとき、自分がつくったプログラムを試してみなかったら、おそらく今の私はいないだろう。

私は画像に助けられた。
だから、画像で誰かを助けていくのは私の使命なのである。

本書で取り上げた事例や画像は全て実際のものですが、プライバシー保護のため、個人が特定されるような属性や背景などは、一部改変したうえで掲載しました。

【著者略歴】

佐藤俊彦（さとう・としひこ）

1960年福島県出身。1985年福島県立医科大学卒業、同大学放射線科入局。日本医科大学付属第一病院、獨協医科大学病院、鷲谷病院での勤務を経て、1997年に宇都宮セントラルクリニックを開院。最新の医療機器やAIをいち早く取り入れ、「画像診断」によるがんの超早期発見に注力。2003年には、栃木県内で初めてPET装置を導入すると同時に、県内初の会員制のメディカルクラブを立ち上げた。2023年春には東京世田谷でも同様の画像診断センターをオープンし、メディカルクラブの会員の顧問医として総合的な健康管理を進める。健康寿命100年を目指して医師が監修するヘルスケア商品を製造販売する株式会社BodyVoice顧問。高齢化社会における相続トラブル回避のための、認知症の早期診断や画像鑑定による医療・交通事故などの死因究明や後遺障害認定評価をサポートするメディカルリサーチ株式会社の顧問も兼任。著書に『ステージ4でもあきらめない最新がん治療』（幻冬舎）など多数。

STAFF　装幀・本文デザイン：出口 城
取材協力：圓井順子（メディカルリサーチ）・宇都宮セントラルクリニック
編集協力：中村富美枝
編　　集：永田一周

画像が語る診えない真実　読影医の診断ノートから

2023年1月25日　初版発行

著　者：佐藤俊彦
発行者：花野井道郎
発行所：株式会社時事通信出版局
発　売：株式会社時事通信社
〒104-8178　東京都中央区銀座5-15-8
電話03(5565)2155　https://bookpub.jiji.com/

印刷／製本　株式会社太平印刷社

ISBN978-4-7887-1865-4　C0095 Printed in Japan